U0297337

透刺疗法

杨朝义◎编著

中国健康传媒集团
中国医药科技出版社

内容提要

本书介绍了临床实用性非常强的透刺疗法，内容全面而实用，既详细讲解了透穴的基本理论，又将临床实用可靠的透穴配对进行了精解分析，说理深入浅出，通俗易懂，是提高针刺疗效，做到精穴疏针的重要参考。适用于针灸临床工作者、中医药院校师生和广大针灸爱好者学习参考使用。

图书在版编目（CIP）数据

透刺疗法 / 杨朝义编著. —北京：中国医药科技出版社，2023.7

ISBN 978-7-5214-3867-3

Ⅰ.①透… Ⅱ.①杨… Ⅲ.①针刺疗法 Ⅳ.①R245.3

中国国家版本馆CIP数据核字（2023）第071526号

美术编辑 陈君杞

版式设计 南博文化

出版 **中国健康传媒集团** | 中国医药科技出版社

地址 北京市海淀区文慧园北路甲22号

邮编 100082

电话 发行：010-62227427 邮购：010-62236938

网址 www.cmstp.com

规格 710×1000mm $^1/_{16}$

印张 12

字数 210千字

版次 2023年7月第1版

印次 2023年7月第1次印刷

印刷 三河市万龙印装有限公司

经销 全国各地新华书店

书号 ISBN 978-7-5214-3867-3

定价 **48.00元**

获取新书信息、投稿、为图书纠错，请扫码联系我们。

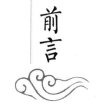

前言

　　针灸学源远流长，是中华民族传承至今最古老的治病方法之一，时至今日，针灸学已经走向全球，成为世界性的医学。经过几千年临床实践的验证，针灸的优越性有目共睹。随着针灸学的不断发展与创新，时下又诞生了诸多的新内容、新方法、新体系，这些都说明今天针灸学的发展欣欣向荣、如火如荼，是一个崭新的春天。

　　腧穴是针灸临床的施术部位，也是针灸学理论的核心内容之一，因此用好穴位是关键。如何做到精穴疏针，迅速达到疗效，这是针灸研究者一直在研究和进取的方向。用穴如用兵，兵不在多而在于勇，穴不在多而在于精。一把钥匙开一把锁，穴位如同人身之钥匙，穴位用得对，就可以效如桴鼓。但是，在临床中独穴单行仅可以治疗轻证疾病，难以治疗全身疾病，对于复杂的疾病必须施以穴位组方治疗，所以在临床治疗疾病时，除了单穴治疗还有对穴、三穴等多穴经典穴位组方治疗，这些都是针灸治疗疾病的方法。而在穴位组方中有一种既特殊又极为常用的方法，那就是透刺疗法。那么什么是透刺疗法呢？透刺疗法是指采用不同的角度、深度用同一个毫针作用于两个穴位或两个以上的穴位来治疗疾病的针刺方法，又称透穴刺法，简称透刺、透穴，其还有过海针、过梁针、过膛针等别称。使用本方法能使透刺的穴位起到协同之效，在增强穴位之间作用强度的同时，还能扩大刺激面使针感易于扩散传导。这种方法简单易行，作用强，疗效高，治病范围广，所以颇为古今临床医家所喜用，成为临床重要的针刺方法之一。目前，临床上已积累了一些特效透刺组穴，如偏头痛用丝竹空透率谷、胁肋痛及足内外翻用丘墟透照海、"五十肩"用条口透承山、急性乳腺炎用郄门透曲泽、瘰疬用曲池透臂臑、手指拘挛不伸用合谷透后溪、肢颤用少海透曲池、面肌痉挛用后溪透劳宫等。透刺疗法既减少了用针，又减轻了患者痛苦，还能提高临床疗效，可谓是一举多得。

透刺疗法经过了上千年的发展，是历代医家长期临床实践经验的总结。其方法起源于战国秦汉时期，而明确提出透穴这一概念则是在金元时期，详细论述记载透穴运用是在元代，如流传已久的针灸歌诀"偏正头风痛难医，丝竹金针亦可使，沿皮向后透率谷，一针两穴世间稀"，即是在这一时期诞生的。透刺疗法成熟于明代，繁荣于当代。目前一些新针法体系实际就是透刺疗法的具体运用，如芒针、蟒针、独针、圆利针、平衡针等。由此可见，透刺疗法具有深远的发展前景，值得针灸临床医家重视，需要进一步地推广运用。

透穴疗法历史久远，源远流长，一直常盛不衰，但现代针灸临床相关的资料较少，相关的专著及其文献更是少见，这使得透刺疗法的发展受到了严重地限制，所以在针灸临床中加大对透刺疗法的研究与推广实属必要。基于此，笔者结合自己多年运用透穴的经验心得编写了本书。本书分为透穴理论和透穴运用两部分。在透穴理论部分，对透穴作了全面而详细的分析与讲解，明确了什么是透穴、透穴的发展历程、透穴的意义与作用、透穴的操作及注意事项等内容。透穴运用部分共介绍了274组透穴。透穴运用又分为了两部分，一部分为临床最常用的透穴集合，皆为经典透穴运用，按照人体部位分为了头颈部、躯干部、上肢部、下肢部四个章节，对这一部分透穴运用作了较为全面而详细的分析。另一部分相对来说在临床运用较少，故称之为其他透穴，对此仅作了一个基本的讲解。全书重点突出，主次分明，便于临床学习与运用。

本书历经2年终于完成了，笔者虽然竭尽全力，参阅了大量的古今文献，但因水平所限，谬误及不足之处在所难免，望各位老师及同道不吝赐教。本书旨在抛砖引玉，期望更多的针灸医家来关注透刺疗法，唤起更多的针灸精英进一步挖掘及推广透刺疗法，使透刺疗法更为完善，达到精穴疏针的效果，使针灸能更好地为人类服务。

杨朝义

2022年金秋时节·山东沂源

目录

第一章 透刺疗法概述

一、透刺疗法的定义

透刺疗法是指采用不同的角度、深度以同一针（特殊情况下会连用2~3针）作用于两个穴位或两个以上的穴位来治疗疾病的针刺方法。又称透穴刺法，简称透刺、透穴，还有过海针、过梁针、过膛针等别称。使用本方法能使透刺的穴位起到协同之效，增强穴位之间的作用强度，并且能扩大刺激面以增强针刺的强度，使针感易于扩散传导。这种方法简单易使，作用强，疗效高，治病范围广，所以颇为古今临床医家所喜用，成为临床重要针刺方法之一。

在临床运用中大多是一针透两穴，如地仓透颊车、内关透外关、太冲透涌泉等。也有一针透多穴，如液门透阳池、大椎透命门等。在临床中为了便于交流，一般将刺入的穴点称之为"透穴"，把针锋应刺达的另一个穴位称之为"达穴"，把透刺需要经过的穴位称之为"间穴"。如膻中透巨阙，膻中为透穴，经过中庭、鸠尾，此二穴就为间穴，巨阙就为达穴；再如神庭透百会，神庭为透穴，经过上星、囟会、前顶，此三穴就为间穴，百会就为达穴。

二、透刺疗法的历史渊源和发展

透刺疗法的临床运用由来已久，其理论萌芽于《黄帝内经》中，见《灵枢·官针》"十二刺"中记载"直针刺者，引皮乃刺之，以治寒气之浅者也"以及"五刺"中"合谷刺者，左右鸡足，针于分肉之间"等。这些运用记载都可以看作是后世的直针透刺、一针多向透刺的理论源头。

目前通过流传下来的史料记载，最早明确提出这一具体运用的当属金元时期著名医家窦默。窦默字汉卿，为金元时期著名的针灸学家，曾撰有《针经》与《指南》两书，后世合称为《针经指南》。在此书中首次提及一针两穴的刺法，并提及透穴约14次，但未提及其具体运用。记载透穴具体运用的医籍是元代医家王国瑞所著的《扁鹊神应针灸玉龙经》一书，并为之立名。这些书籍中的内容既是本书的特色，又是透刺疗法具体运用最早的记载。书中论述的透刺疗法多与临床紧密相关。如"偏正头风痛难医，丝竹金针亦可施，沿皮向后透率谷，一针两穴世间稀""口眼㖞斜最可嗟，地仓妙穴连颊车"，这些属于沿皮下浅透。治小儿惊风，刺印堂"沿皮先透左攒竹，补泻后转归原穴，透右攒竹"，这些属于多向刺。治头风痰饮，针刺风池穴，"横针一寸，入风府"，这是横透法的运用。在《扁鹊神应针灸玉龙经》中如这种明确的透穴运用记载有12条，这些方法至今还广泛运用在临床中，并成为透穴运用的典范，具有很强的实效性，是临床中宝贵的经验。可以说《扁鹊神应针灸玉龙经》真正打开了运用透穴的大门，为透穴的发展奠定了坚实的基础。

至明代，透刺疗法运用更加广泛，有多位医家在书中记载了透穴的临床运用。自《扁鹊神应针灸玉龙经》之后又经明代针灸学家凌云（字汉章，号卧岩，归安人）发挥，进一步完善了这一理论。如攒竹针透鱼尾、大迎针一分沿皮透齿中、背俞针一分向外寸半透同一水平膀胱经上第二侧线、阳谷针透腕骨、曲鬓针一分透听会、颊车针三分透地仓、风池左针透右风府等。通过这些记载来看，当时对透穴的运用已经比较完善了，其内容也较为丰富。之后著名医家杨继洲在其所著的《针灸大成》中对透刺疗法又进一步发挥运用，在以上透刺用穴的基础上又增加了一部分透穴的具体运用方法，共记载15条。同一时期的医家吴崑在《针方六集·神照集》中对透刺疗法提及约24次，在《针方六集·兼罗集》中提及约14次。

在清代对透穴运用最为杰出的医家当属严振，严振曾编著《循经考穴编》一书，该书对针灸内容记载颇丰，其中明确提及透刺疗法具体运用的有23条。该书主要分为三个部分：一是十四经，二是奇经，三是内景图。该书最大的特色就是对每一条经脉的循行路线和各个腧穴的正确部位都逐一加以考证，每一个腧穴下面又论及各家刺灸法和治疗适应证，其中有关针刺法的介绍颇有独到之处。较滑寿的《十四经发挥》、李时珍的《奇经八脉考》更加详细完备。这说明严振是明末清初时的一位经穴考订学家和对刺法有相当深刻研究的大针灸医家。该书进一步推广运用了透刺疗法，极大地丰富了透刺疗法的临床内容，对后世透刺疗法的发展起到了极大的推动作用，为透刺疗法的进一步发展奠定了良好的基础。本书共收载透刺针法有40条，而书中所用腧穴，至今仍广泛运用在临床，是临床常用透刺疗法。其透针法有沿皮横透法如地仓透颊车，还有深刺直透法如内关透外关这两种。就其运用方法，在书中分为两类：一是单针透刺疗法，就是用一针从一穴透刺另一穴，这是最主要的透穴方法，本书有30多条提及单针透刺。二是双针互透法，指用两针在两穴间相互透刺，形成"八"

字形。也可用三针在三穴间相互透刺，形成"个"字形。如在"膝关"穴下记载的"与阳关针锋相透，形成八字，主鹤膝风痹、腰脚不能履"；又如在"阳关"穴下又记载的"此与膝关及委中三穴刺之，须使针锋相向为妙"。由此可见，严振对透刺疗法的运用灵活又深入，已经非常成熟，推动了透刺疗法的发展，为透刺疗法的推广做出了极大贡献。通过该书记载的内容来看，这一时期的透刺疗法已经非常丰富多彩了，这是透刺疗法运用的成熟时期。

到了晚清时期对透穴运用记载较多的书是《金针梅花诗抄》，本书为周树冬之遗稿，近代著名医家周楣声重订本书，书中记载了透穴39对，如"足阳明与足少阴以至任脉腹部诸穴，亦可以左右交贯，如中脘、阴都、梁门一针横收；上脘、中脘、建里，亦可一针纵贯"，由此可见，周树冬临床运用透刺疗法非常灵活多变，透刺疗法的发展更加趋于完善。

1949年以后，党和国家非常重视中医的发展，各种新针具也如雨后春笋般诞生，如芒针、巨针、蟒针、圆利针、独针、平衡针等特种针具。透刺疗法在临床使用中更加广泛，其内涵更加丰富。在近现代也出现了诸多善用透刺疗法的针灸医家，较有代表性的有冯润身、王乐亭、刘炎、赵吉平、黄总勋等。他们在临证中积累了丰富的临床经验，对透刺疗法的运用与发展做出了重要贡献。本书诸多的内容也借鉴了这些老前辈所留下来的丰富经验。

三、透刺疗法的作用

透刺疗法为何在临床中备受重视、广泛运用呢？因为透刺疗法有多方面的治疗作用。本书将其最主要的作用概括如下。

（一）增强针感，提高疗效

透刺就是穴位之间或者经脉之间的相互沟通，通过这种沟通加强了刺激的强度，容易得气，又增强了针感。通过不同透刺穴位之间的相互作用，可有一阴一阳、一脏一腑、一表一里、一气一血、升降相乘、正反相辅、相辅相成的配伍作用，透刺疗法发挥了更深入更特效的治疗作用。

（二）接气通经，表里同调，同气相求，跨经调气

透刺疗法可以在不同经脉中进行透刺。在本经中透刺加强了经络气血的运行，起到了接气通经之效。在表里经透刺加强了表里两经的联系，表里脏腑在生理上相互影响，在病理上相互传变，在治疗上相互为用，透刺疗法治疗表里经同病时最为有效。十二经脉中，每条手经都和它同名的足经之间相互连接，彼此交通，手足同名六对经脉在人体头面、躯干相互交接，连成一起，加强了经脉整体性。同名经脉之间的透刺可以起到同经相应，有同气相求的功效。在透刺疗法中，不仅可以在同一经脉、表里经脉、同名经脉上透刺，还可以在异经之间相互透刺。异经之间透刺有跨经调气、开阖相济、升降相随、正反相辅、相辅相成等不同作用，加强了异经之间的相互沟通。

（三）协调阴阳，疏通经络

透刺疗法可以加强腧穴与腧穴、经络与经络、经穴与不同脏腑之间的联系，可促使同一经脉与同名经脉之间气血相贯，相互通接。对于顽症痼疾，病程日久者，通过阴阳经之透刺，可以达到"阴阳相求"的作用。若治疗久病伤阴的患者，可从阳经腧穴透刺至阴经，以达"从阳引阴"之功；若治疗病在阳经的患者，可从阴经之腧穴透刺至阳经腧穴，以达"从阴引阳"之效。在《景岳全书》中有言："善补阳者，必于阴中求阳，则阳得阴助而生化无穷；善补阴者，必于阳中求阴，则阴得阳升而泉源不竭。"阴阳协调，经络通畅，病乃痊愈。

（四）精穴疏针，免伤卫气

透刺取穴减少了针刺用针，免伤卫气。卫气为人体抵御外邪的屏障。在《难经·七十一难》中说："刺荣无伤卫，刺卫无伤荣。"《素问·刺要论篇》中说："刺毫毛腠理无伤皮，皮伤则内动肺。"通过这种一针贯多穴的方法取穴精少，免伤卫气，减轻了患者的痛苦。

四、透刺疗法的临床意义

透刺疗法是针灸治疗时一种极其重要的方法。以一针透两穴或透达数穴，一针贯通一经或者数经，起到了跨经调气的作用，加强了经脉之间的沟通，减少了用针，减轻了患者痛苦，针刺时也更容易得气，提高了临床疗效。穴位仅仅是一个"点"，经络则是一条"线"，透刺疗法可以达到"点线结合"，加强经脉之间的沟通。透刺疗法的临床疗效比一针一穴的刺法要好。透刺疗法有协同强化的作用。对于一些顽症痼疾、疼痛剧烈的疾病，确为一针一穴刺法所不及。

应用透刺疗法不需要特殊针具，用一般的毫针即可，且透刺疗法很少使用复杂的复式手法，一般多用平补平泻的手法或迎随、徐疾、提插、捻转等单式补泻手法。从透穴针法本身操作来说，就是采用不同方向、角度和深度以同一针作用于两个或数个穴位的针刺手法。因此透刺疗法具有简单易学，便于掌握，便于在临床中推广运用的特点。

综上所述，透穴疗法可使针感容易传导扩散，增强刺激量，即使横刺、斜刺也常能取得比一般深刺更大的效果。透刺疗法具有取穴少、刺激强、范围广、收效快、疗效高、操作方便、易学易用、相对安全、副作用少、用法简单等多种优势。但目前在临床中运用尚不够广泛，现代针灸临床资料也较少，这一方面的专著及文献更为少见，使得透刺疗法的发展受到了严重制约，所以要在针灸临床中应进一步加大对透刺疗法的研究与推广。

五、透刺疗法的操作分类

随着透刺疗法的发展与运用，其内容也不断丰富，用法也多种多样。在临床中根据透刺的方向、角度、深度、经脉的不同，主要有以下分类，供读者参考运用。

（一）根据透刺的方向分类

根据透刺的方向分类可分为单向透刺疗法、多向透刺疗法、往复透刺疗法和围针透刺疗法这4种方法。下面逐一概括介绍。

1.单向透刺疗法

单向透刺疗法就是根据取穴位置和治疗目的的不同，只能从甲穴向乙穴一个方向透刺，这种透刺疗法就称为单向透刺疗法。如后溪透劳宫（只能从后溪透向劳宫，而不能劳宫透后溪），公孙透涌泉（也只能从公孙透向涌泉，而不能涌泉透公孙）等。

2.多向透刺疗法

多向透刺疗法就是由某一个穴（透穴）进针，针刺至"达穴"得气后，将针再退回"透穴"下，再向另外一个"达穴"透刺，这种透穴针刺方法就称为多向透刺疗法。如印堂透刺左右攒竹，百会透四神聪（可向多个方向透刺）。临床中用阳白三透法治疗面瘫，就是指阳白透鱼腰、阳白透攒竹、阳白透丝竹空，皆是这一透刺疗法的具体运用。

3.往复透刺疗法（互透法）

往复透刺疗法就是由甲穴向乙穴透刺，也可以由乙穴向甲穴透刺的相互透刺法，这种相互透刺的方法称为往复透刺疗法，也称为互透法。在这种透刺疗法中，甲乙两个穴位都可以作为"透穴"或者"达穴"。这种互透法在临床中运用十分广泛。如地仓透颊车，也可以颊车透地仓，两个风池相透，就是风池透风池，合谷透后溪，也可以后溪透合谷等。但在往复透刺时要注意其治疗目的，有些穴位互透治疗功效相近，如中府与云门互透、风池与风池的互透等，这些穴位相互透刺可以治疗同一种疾病，但是也有诸多穴位互透功效不同，要根据不同的疾病确定具体的透刺穴位，如内关透外关可用于治疗反胃、脾胃病、膈气中满、胁痛、癫狂、内踝痛等，但外关透内关则用于治疗四肢筋骨痛、臂指不得屈伸、外踝痛等。地仓透颊车主要用于治疗口眼㖞斜等，但颊车透地仓则主要用于治疗牙关不开、口噤、失音、腮颊肿、颈项痛等。当然地仓与颊车之间也可以互透运用治疗面瘫，有不错的效果。因此在临床中必须要根据患者的具体病情来确定透刺方向。

4.围针透刺疗法

这种刺法就是先在病变部位的中央直刺一针，再于病变部位前后左右边缘外0.5~1cm左右沿皮向中央直刺针的针锋处透刺，这种针刺就称为围针透刺疗法。病变部位较深者，四周所刺之针，需要距病变部边缘稍远，在病变部位皮肤取一个适当的角度刺入，力求四周刺针的针锋与中央刺针的针锋同聚于病变部位之下，即《灵枢·官针》篇所云"左右前后针之，中脉为故"。这一针法是根据"正内一，傍内四而浮之"理论诞生的。当病变部位较为局限，症状较为明显时，用这种针法疗效较佳，如治疗斑秃、神经性皮炎、关节部位局限性疼痛等均可以用这一透刺疗法治疗。

（二）根据透刺的角度与深度分类

应用透刺疗法时很重要的一点就是确定针刺时的角度，这个针刺角度既是取得疗效的重要步骤，又是保证安全的重要环节。最常用的针刺法为斜刺法，多在15°~30°角的范围内操作，具体的针刺角度要根据穴位的位置及治疗功效来决定，一般可分为下面三种。

1.沿皮透刺

沿皮透刺就是在肌肉较少的部位施针，"透穴"和"达穴"均在皮肤浅表层。进针后，针体在皮肉之间，用肉眼就能够看清针所经过的部位。如丝竹空透率谷，列缺透阳溪，阳白透鱼腰等均属于此法。在临床上较常用。

2.垂直透刺疗法

垂直透刺疗法就是针的长轴与病变部位的皮肤成直角，垂直刺至"达穴"。这种透刺疗法主要适用于四肢末端的穴位，两穴相对才能透刺。如三间透后溪、外关透内关等。

3.斜向透刺疗法

斜向透刺疗法就是指针刺时针的长轴不与病变部位的皮肤成直角，需要取一个合适的角度刺入"透穴"。针刺"透穴"要根据"达穴"的方向，将针锋调整到合适角度，直至"达穴"。这种透刺疗法适用于四肢关节附近的穴位。如养老透通里、丘墟透照海等。

（三）根据透刺的经脉分类

透刺疗法不仅可以在同一个经脉上取穴透刺，还可以在不同的经脉中取穴透刺。在同一个经脉中透刺，可以起到通经接气的作用，刺一点又达一线，增强功效。在不同经脉中透刺，可以加强表里经、同名经之间的联系，起到跨经调气的作用。根据经脉透刺可分为以下几种。

1.本经透刺疗法（同经透刺疗法）

本经透刺疗法即在同一个经脉上取穴透刺，在同一经脉的相邻两穴或数穴用一针透刺，一般用横或斜透法。这一疗法有通经接气、循经感传之效，若配合迎随补泻，可以明显加强临床疗效。

本经透刺疗法主要适用于治疗本经病证。如列缺透太渊可以治疗咳嗽、感冒，滑肉门透梁门可以治疗胃下垂，神庭透百会可以治疗失眠多梦、癫狂痫等神志疾病。若配合迎随补泻法，能扩大其治疗范围，增强治疗效果。如内关透间使（逆经而刺，为迎）可以起到活血化瘀、通络止痛的作用，具有收平心悸、止心痛之效。若间使透内关（顺经而刺，为随）则能补益心气、安神定志，可以治疗心气不足而致的心悸、气短等。

2.表里经透刺

表里经透刺就是在互为表里的经脉上取穴透刺。表里经透刺多采用直针透刺，阴经透阳经或阳经透阴经。如间使透支沟治疗疟疾，膝阳关透曲泉治疗膝关节病等。在透刺时，从阴透阳与从阳透阴的治疗作用完全不同。如内关透外关可以治疗心痛、心悸、内踝损伤，而外关透内关则治疗落枕、胁痛、偏头痛、外踝的损伤；太溪透昆仑可以治疗肾虚足跟痛、牙痛等，而昆仑透太溪则治疗急性腰扭伤等。这种由表及里或者由里及表的透刺需要根据患者的具体病情来确定透刺方向。

互为表里的经脉在生理上相互联系，在病理上相互影响，在治疗上相互为用。表里两经透刺可以激发两条经脉的经气，进一步加强两经之间的沟通联系，有较强的协调阴阳作用，尤其在治疗表里经同病时更为有效，通过表里经透刺可以起到事半功倍之效。

3.同名经透刺

同名经透刺就是同名经脉上的穴位相为透刺运用。同名经透刺多用横透、斜透法，如丝竹空透率谷治疗偏头痛，耳门透听会治疗耳聋、耳鸣，均为同名经穴位透刺。同名经透刺主要运用在头颈部，这与经脉循行交接部位有关，同名的阳经在头面部相交接，在其他部位同名经脉相距甚远，所以无法透刺，因此同名经透刺多在头颈部位取穴透刺。同名经透刺治疗头面部及相关脏腑的疾病有良好的协同治疗作用，同名经同气相求，通过透刺，进一步加强了同名经脉气血的沟通，临床治疗效果更好，事半功倍。

4.异经透刺

异经透刺疗法就是在不同经脉的穴位中运用透刺疗法（既不在本经脉上，又不在表里经或同名经上）。异经透刺在临床中运用极为广泛，其透刺方法多样，可根据不同腧穴、不同疾病，采用横透、斜透、直透、单项透刺、多向透刺等多种透刺方法。如三间透后溪治疗手指功能障碍、拘挛不伸，丘墟透照海治疗胁痛、足内翻，太冲透涌泉治疗头痛、眩晕，三阴交透悬钟治疗下肢痿痹、月经不调，阳白透鱼腰治疗眉棱骨痛、眼睑下垂、偏正头痛，百会透四神聪治疗癫狂痫、头痛、健忘、失眠等，这些都属于异经透刺疗法。

如果根据透刺的经脉进一步分类，可以将异经透刺疗法分为非表里关系阴阳经透刺疗法和邻近同性经透刺疗法。如陷谷透涌泉，陷谷是足阳明胃经之穴，涌泉是足少阴肾经之穴，两穴所属经脉一阴一阳，但两条经脉不是表里关系，所以称之为非表里关系阴阳经透刺，再如后溪透劳宫，后溪为手太阳小肠经之穴，劳宫为手厥阴心包经之穴，所以也是非表里关系阴阳经透刺。也就是说所刺的两个穴位分属的两条经脉中分别有一条阴经和一条阳经，且二者非表里关系，就称为非表里关系阴阳经透刺。还有邻近同性经透刺疗法，如条口透承山，条口是足阳明胃经之穴，承山是足太阳膀胱经之穴，两穴所在的经脉均是阳经，所以称之为同性经，这种透刺疗法就称为邻近同性经透刺疗法，再如太冲透涌泉，太冲是足厥阴肝经之穴，涌泉是足少阴肾经，两穴所在经脉均为阴经，所以也是同性经透刺。当所刺的两个穴位分属的两条经脉同是阴经或阳经时，就称为邻近同性经透刺。

异经透刺既能增强腧穴的主治作用，又扩大了腧穴的主治范围。通过这种异经穴位透刺可以起到疏通经脉、调整经络的作用，达到跨经调气之效，在临床中运用较广。异经透刺同时也在组方上减少了用穴，确为针刺用穴的好方法。

六、透刺疗法的注意事项

任何一种针刺疗法如果想要真正掌握，就必须做到正确、安全、有效。透刺疗法属于特殊的针刺方法，在临床运用时和一般的针刺方法有一定的区别，主要的注意事项归纳如下。

（一）合理正确地选好针具

有道是"工欲善其事，必先利其器"，选择合适的针具是正确安全操作的第一步。一般来说，透刺部位较深，使用的针具就长。要根据透刺的穴位选择合适的针具。若透刺部位较深，经过的皮下组织较多，甚至还需要在进针时改变方向，那么在选用针具时不能太细，并且所用针具质量一定要好，防止弯针、断针。

（二）练好指力

透刺针法用针较长，所以在针刺时难度较大，不易进针。如果指力不够，在进针时就难以顺利进针，也可能造成针体弯折而不能进针，若是勉强进针也不能使针锋透达预定部位或穴位，达不到治疗效果。为了能够顺利进针，就必须用长针锻炼指力。锻炼指力通常分两个阶段进行。第一个阶段指力锻炼，只要求能顺利进、出针，目的就是锻炼持针手指的力度；第二个阶段为意气锻炼，应着重练习"以意领针"。所谓"以意领针"，就是在练得指力的基础上，在进针时，精神高度集中在针尖上，用意识引导内气送针前进。根据针尖和针体传到持针手指上的极微弱触感，随时判断针锋所在部位，从而调整进针的方向和深度，做到"意在针先""针随气行"。这是透刺疗法的基本功，不可忽视。

（三）体位选择

透刺疗法针刺较深，操作较难，所以在针刺时选择合适的体位，能便于操作，更有利于进针。透刺疗法针刺强度大，针感强，容易导致晕针，在操作时选择不同的卧位姿势为佳，其卧势要舒适且不易改变体位，以防针体改变发生弯针、断针或刺到体内脏器。

（四）消毒

透刺部位一般较深，针锋要经过各种组织层次，所以运用透刺疗法时要严格消毒。消毒主要有以下3个方面。第一是针具一定要无菌，现在临床中一般使用的都是一次性无菌针具，在偏远落后的基层可能还使用循环针具，使用循环针具时一定做好严格的消毒措施，建议使用一次性无菌针具，在操作过程中注意不能污染其他针具；第二是对施术者手部消毒，因为透刺针具较长，一般多需要两手同时操作，所以要求两手都要常规消毒，先将两手清洗后，再用碘酊与75%乙醇进行严格消毒；第三是针刺穴位点的消毒，一般先用碘酊棉球消毒，再用75%乙醇棉球进行脱碘，穴位点消毒面积要比一般的单穴针刺穴位点面积稍大。在针刺前一定要做好这3个方面的规范性消毒工作，防止发生意外感染。

（五）进针手法

透刺针具较长，针锋所经过的组织层次较多，因此在针刺时操作难度高，特别是对于某些特殊穴位的透刺，合理正确的针刺手法是顺利进针的前提。透刺手法一般为两手进针法，左手为押手，右手为刺手。以左手为押手，其重要性不可忽视，押手是辅助完成针刺各个环节不可缺少的手法，正如《难经·七十八难》中所言："知为针者信其左，不知为针者信其右。"在此强调了双手协作在针刺中的重要性。在《灵枢·九针十二原》中又言："右主推之，左持而御之。"说明了双手协作的针刺原则。一般的针刺手法和透刺都离不开两手的协同操作。押手可以固定针刺部位的皮肤及组织，辅助刺手控制针尖方向，使针锋到达一定的深度，押手与刺手高度配合，针刺才能达到良好的治疗目的。

（六）针刺要求

针刺时必须得气方能达到疗效，这是针刺最基本的要求，《灵枢·九针十二原》中云："刺之要，气至而有效。"透针针刺也必须要得气。一般来说，透针针刺较深，更容易得气，但有时不能得气时，也要与一般针刺法一样，要用不同的手法来催气，临床常用的手法主要有捻转与提插手法，若仍不能得气，可再借助各种辅助手法，如弹、循、刮、摇、飞、搓、震颤、按、盘、弩等不同手法来催气，以感应不同的经气，施术者得气时手下有沉紧感，也就是"如鱼吞钩"的感觉，同时患者可有酸、麻、胀、热、凉、重及蚁行等感觉。在治疗某些特殊疾病时，还要求使针感向病变部位放散，甚至完全到达病变部位，发挥更好的疗效。当得气后，再根据患者病情的虚实，施以补泻手法，根据留针的时间及病情的轻重来决定施以补泻手法的次数及其程度。

（七）出针

透针针刺部位较深，容易导致滞针甚至刺破血管，所以在起针时注意防范。当滞针时，先解决滞针的问题，再行出针，不能在滞针时强行出针，这样容易导致针刺部位剧痛甚至弯针、断针。若出针时有出血要及时处理，防止起血包引起皮肤发青，造成疼痛。出针时要根据患者的针刺补泻手法操作，若为泻法，应当缓慢出针，大摇针孔，不按压针孔快速出针；若为补法应当快速出针，不摇其针孔，并迅速按压针孔。出针时除了注意补泻手法外，还要注意与押手配合。出针时，右手把持针柄，左手用拇指将消毒干棉球用适当的力量压于穴位上，其余四指分开，扣于"透穴"与"达穴"之间的皮肤上，并将"达穴"的皮肤加以固定，右手将针柄稍微捻转，如未滞针，轻轻把针提出，缓慢施以揉按循扣手法，以减轻患者疼痛和防止经气壅滞发生血肿。

（八）针刺安全

透刺疗法因其针刺部位较深，故而极容易伤及神经及血管，甚至伤及至某些脏器与器官。所以在针刺时不要盲目乱刺，针刺有度，深浅得当，在针刺前要明确针刺穴位所经过的皮下组织，针刺时态度严肃认真，手法得当，细心体会手下的感觉，根据手下的细微感觉变化调整针刺方向与针刺深度，针刺方向要绝对避开重要脏器与器官，防止误伤。在针刺过程中，如果遇到阻力，不可强行进针，要明确其原因，根据发生原因决定是否继续针刺。

透刺时为防止弯针、滞针、断针、晕针等情况的发生，施术者一定要熟练掌握透刺手法，认真正确地操作。在针刺时要安抚患者紧张的情绪，选取适当的针刺体位，以各种卧位姿势为佳，针刺强度要以患者耐受为度，不可一味地猛刺强捻，在针刺过程中注意密切观察患者的情绪变化，及时合理地掌控刺激强度。

对年老体弱者、精神紧张者、小儿及孕妇、精神分裂症患者、不能自制的患者等均不宜使用透刺疗法。

在针刺时，要注意避开血管，防止造成血肿。

安全第一，疗效第二，不可一味地追求疗效，忽视安全性，这是针刺操作时首要记牢的一点！

掌握好以上注意事项是做好透刺疗法的前提，既能有效地提高临床疗效，又能有效地避免透刺风险性。

第二章 头颈部常用透穴

一、四神聪透百会（百会透四神聪）

【单穴功效】

四神聪 首见于《银海精微》。又名神聪、神聪四穴、四穴。神指神志；聪指聪明。本穴在头顶部，当百会前后左右各1寸，共4穴，能健脑聪神，故名四神聪。本穴为头颈部之重要经外奇穴，具有健脑调神、醒脑开窍的作用，是临床治疗神志病和脑病常用要穴。

百会 居颠顶正中，人身最高之处，为三阳与督脉之会。在头部，前发际正中直上5寸。百会者，言其经脉交会之最，又言其治疗范围之广，正如《针灸资生经》中云："百会，百病皆主。"别名颠上、三阳五会、泥丸宫、天满、维会，归属督脉。督脉是人体诸阳经之总汇，为诸阳脉之督纲，具有统摄全身阳气的作用。百会为督脉之极，能贯通诸阳经，为回阳九针之一，有开窍醒神，回阳固脱，升阳益气，潜阳镇静，祛风通络之功。可以治疗邪气闭窍之中风、癫狂、瘿疬、癔症、失语等诸病证；治疗气虚下陷而致的脱肛、阴挺、久泄久痢等诸病证；治疗风邪上扰而致的头痛、眩晕、鼻塞、耳鸣、惊悸、健忘等诸病证。

【透穴功效】

（1）失眠、健忘、智力低下、阿尔茨海默病。

（2）头痛、头胀、头晕。

（3）癫、狂、痫等各种精神疾病。

（4）脑血管意外后遗症。

【操作方法】

患者取坐位或者仰卧位，施术者对穴位皮肤常规消毒，取用1.5寸一次性毫针快速刺入皮下，进入皮下后向百会穴方向经帽状腱膜慢慢刺入1寸左右，行针得气后，根据补泻要求施以不同的补泻手法，其余各针均以此法操作，一般留针30~45分钟，留针期间一般每10分钟左右行针1次，每日1次。

【注解】

百会属于督脉穴位，四神聪属于经外奇穴，两组穴位透刺属于异经透刺疗法。百会透四神聪与四神聪透百会作用基本相同，临床操作时，先针刺百会穴得气后，将针提至皮下，向四神聪四穴分别透刺，施以较强的捻转手法，然后出针或者向某一方向针刺留针即可。无论四神聪透百会，还是百会透四神聪，临床时要根据所治疗的疾病配用其他相关穴位。如治疗失眠，四神聪透百会可以起到镇静安神之效，适用于治疗各种失眠，以百会透四神聪作为一个基础方，再根据辨证施以配穴。心脾两虚者配神门、三阴交；心胆气虚者配神门、丘墟；心肾不交者配神门、太溪；肝郁气滞者配太冲、肝俞。其他诸证的治疗均以此方法辨证配穴运用即可。如笔者所治疗的一位女性患者，20岁，其父母因经常吵架而离婚，在其父母离婚之后出现精神异常，1个月余，神志时清时昧，经常烦躁不安。曾服用镇静类西药及中药治疗，疗效不明显，故来诊。现见患者精神异常，纳差，大便尚可，舌质红，苔厚微黄，脉弦数。西医诊断为抑郁症，中医诊断为癫证（痰热内结）。治则：理气解郁，化痰开窍。处方：四神聪透百会、膻中、大陵透神门、内关、丰隆、三阴交、太冲透行间。共治疗12次，治疗后痊愈。

二、百会透前顶（前顶透百会）

【单穴功效】

百会（见"四神聪透百会"）。

前顶穴　首见于《针灸甲乙经》。顶，颠也，即颠顶。其穴在颠顶之前，与后顶穴相对而言，故名前顶穴。在前发际正中直上3.5寸。本穴归属于督脉，具有平肝息风，清热利窍的作用。前顶穴位于头顶，唯风可到之处，督脉经气所发，故有很好的清热散风之效。

【透穴功效】

（1）高血压。

（2）头痛、眩晕。

（3）癫、狂、痫、小儿惊风。

（4）痔疾、脱肛。

【操作方法】

患者取坐位或者仰卧位，施术者对穴位常规消毒后，取用2寸一次性毫针，自百会穴循经向前顶方向沿皮刺入1.5寸左右，得气后施以捻转提插手法，一般留针30~50分钟，每10分钟行针1次，每日1次。

【注解】

二穴均为督脉之穴，二穴透刺运用属于本经透刺疗法。临床中不仅用百会透前顶，也常用前顶透百会治疗某些疾病，都有较好的疗效。用前顶透百会可以治疗久泻不止、脱肛、胃下垂等病证，有较强的升提益气功效。在临床治疗疾病时，无论百会透前顶，还是前顶透百会，都需要根据所治疗的疾病辨证配用其他相关穴位施以治疗。

百会透前顶有很好的镇静安神、清热散风之效，尤其是对于风热上攻导致的头痛、头晕等病证。在临床运用中，百会透前顶治疗高血压也有较好的功效。如笔者所治疗的一位男性患者，47岁，企业个体老板，经常头晕头痛，血压波动在140~170/90~105mmHg范围，患者经常根据自我感觉症状间断性服用降压药，最近因工作疲劳感觉头脑不清，头痛、头晕症状经常发作，余无其他明显症状，继续服用原来药物，疗效不佳，故来诊治。来诊时检查血压为175/110mmHg，舌质红，苔薄黄，脉弦有力，辨证为肝阳上亢，针刺百会透前顶、风池、双内关与双太冲透行间，分别施以较强的泻法，针刺15分钟后患者自我感觉头清眼亮，眩晕及头痛症状明显缓解，留针40分钟后起针，诸证消失，测血压为140/95mmHg。

三、百会透曲鬓

【单穴功效】

百会　（见"四神聪透百会"）。

曲鬓　首见于《针灸甲乙经》。曲，弯也；鬓，为两旁之发。因穴当鬓发弯曲之处，故名曲鬓。别名曲发。在头部，耳前鬓角发际后缘与耳尖水平线的交点处。归属于足少阳胆经，为足少阳与足太阳之会，具有清肝泻火，清热消肿，通络开噤的功效。可用于风热上扰、肝火炽盛而致的偏头痛、目赤肿痛、颊颌肿、牙关紧闭等诸病证。

【透穴功效】

（1）脑血管疾病后遗症。

（2）小儿脑瘫。

（3）面神经麻痹。

（4）头痛、眩晕。

【操作方法】

取穴时，脑血管疾病者健侧取穴，面神经麻痹者患侧取穴，余者双侧取穴。施术者对穴位常规消毒后，取用3寸一次性毫针2根，用2针接刺（因二穴所处的位置一针难以操作，故用2针），每针针刺2.5寸左右。针与头皮呈15°~20°夹角，将针快速刺入头皮下（皮下针），达帽状腱膜下层时指下感到阻力减小，然后使针与头皮平行继续捻转进针，达到应有的针刺深度后，快速小幅度捻转1分钟，一般在150~200次/分钟，一般留针30分钟，每10分钟行针1次，每日1次。

【注解】

百会为督脉穴位，曲鬓为胆经之穴，二穴透刺为异经透刺疗法。百会透曲鬓对脑血管疾病有很好的调治功能，无论缺血性脑血管疾病还是出血性脑血管疾病，无论是在发病的急性期还是后遗症期，均有显著的疗效。百会透曲鬓，不同于一经一穴的治疗，而是一经跨多经，可以起到一穴带多穴，一经带多经的整合作用，能够改善脑部循环代谢，促进脑细胞功能恢复，解除血管痉挛，对大脑有很强的调节功能。百会透曲鬓横跨了顶、额、颞三区，可以改善头部经气运行，疏通全身气血，调节五脏六腑之气，提高各经络系统功能，有很强的调节功效。临床中能非常迅速地改善患者的症状，治疗因血管痉挛而致的头晕、头痛多能即刻显效。笔者在临床时曾以本法治疗多例西医诊断为脑血管痉挛而导致头晕、头痛的患者，针刺后，施以手法，多能立竿见影，效如桴鼓。

用百会透曲鬓治疗疾病时，针刺手法是极为关键的一点，是获取疗效的重要因素之一，正确的手法应为快速小幅度的捻转手法。这种手法既不会增加患者痛苦，又能有效地增强疗效，小幅度较长时间的刺激会产生足够的刺激量，使"气至病所"，达到"实则泻之，虚则补之"的目的，可以使机体气血调和，阴阳平衡。

四、神庭透百会（百会透神庭）

【单穴功效】

百会（见"四神聪透百会"）。

神庭　首见于《针灸甲乙经》。神，指神志；庭，指为庭堂。脑为元神之府，穴当发际正中，脑海之前庭，乃元神所居之庭堂，故名神庭。别名发际。在头部，前发际正中直上0.5寸。归属督脉，为督脉与足太阳、阳明经之会，具有宁心安神，清利头目的功效，是治疗神志病常用要穴。常用于治疗邪扰心神所致的癫狂、痫证、惊悸、失眠等病证；风邪外袭、风邪上扰所致的头痛、目赤肿痛、眩晕、鼻渊、鼻衄等诸病证。

【透穴功效】

（1）失眠、健忘、智力低下。

（2）癫、狂、痫、癔症。

（3）颤证、痉证。

（4）头痛、眩晕。

（5）中风后遗症、脑震荡后遗症。

（6）梅尼埃病。

【操作方法】

施术者对穴位常规消毒后，取用5寸一次性毫针，快速刺入皮下，然后沿皮透刺4.5寸左右，得气后，快速捻转，施以平补平泻捻转手法，行针2分钟左右，使患者头顶及前额部有麻胀感为度，若患者自觉有微热感效果最佳。一般留针30分钟，每10分钟行针1次，每日1次。

【注解】

百会与神庭均为督脉之穴，二穴互透运用为同经透刺疗法，二穴均有很好的镇静安神之效，通过透刺疗法的运用，有效地加强了二穴之间的刺激功效，可以有效地调节情志，改善脑部气血循环，达到醒脑开窍，安神定志，镇静止痛的效果。二穴相互协同，相得益彰，具有很好的通督镇静、宁心安神的作用。百会配伍神庭是治疗各种神志类疾病的特效组合，其治疗效果远远优于单穴。此为笔者在临床中常用的一组透穴，常以本穴组为主穴治疗失眠、癫痫、抑郁、躁狂及颤证等神志类疾病，都取得了较好的疗效。如笔者运用本穴组治疗的一位女性患者，29

岁，症见失眠健忘、时感头晕、头痛、心悸不安2年余，曾于多家医疗机构检查，诊断为神经衰弱，曾口服多种药物，疗效不显，近半个月来因生活不顺，症状加重，故来诊。现症见头晕、头痛，每晚睡眠仅有一两个小时，健忘明显，查体见面色无华，舌质淡，苔薄白，脉细弱，辨证为心脾两虚之失眠。即按上法取用本穴组，再配用四神聪透百会，神门、三阴交、太白针刺，2次后各症状较前好转，7次后各症状基本消失，经10次治疗后诸证消失，临床痊愈，随访1年，一切良好。在临床也常以上星透百会治疗失眠，在这里不再赘述，可参考本穴组。

不仅神庭透百会，也可以百会透神庭，两者操作方法基本相同，二穴透刺主要用于治疗头痛、眩晕、脑血管等疾病。

五、前顶透悬颅（悬颅透前顶）

【单穴功效】

前顶（见"百会透前顶"）。

悬颅 首见于《灵枢·寒热病》。悬，挂也，系也；颅，头颅。本穴位于头之两侧颞肌中，如悬于头颅，主治头晕目眩如悬之病，故名悬颅。别名髓孔、髓中。在头部鬓发上，当头维与曲鬓弧形连线中点处。归属于足少阳胆经，是手足少阳、足阳明之会，具有清肝利胆、息风镇静、清利头目、通络消肿的作用。主要用于治疗肝胆火盛、肝风上扰而致的头晕目眩、目赤肿痛、偏正头痛、面肿等诸病证。

【透穴功效】

（1）脑血管意外后遗症。

（2）偏正头痛。

（3）帕金森综合征。

【操作方法】

双侧或患侧取穴，施术者对穴位常规消毒后，取用3寸一次性毫针2根，自上向下用2针接刺法（因二穴所处的位置，难以一针操作，故用2针），每针沿皮透刺2寸左右，使局部有麻胀感后，施以较强的快速捻转平补平泻手法，一般每10分钟行针1次，留针30~40分钟，每日1次。

【注解】

前顶为督脉之穴，悬颅为足少阳之穴，二穴运用为异经透刺疗法。

前顶透悬颅主要用于治疗脑血管疾病，目前临床中有诸多的相关运用，在临床文献中也有用前顶透悬颅的报道，其操作方法与治疗功效基本相同，有较好的临床效果。针刺后，施以快速捻转，每分钟捻转达200次以上，休息3分钟后再用上法继续操作，连续操作3次之后即可出针。治疗偏正头痛时从患侧取穴，治疗帕金森综合征时双侧取穴。

悬颅透前顶的操作方法与前顶透悬颅基本相同，也主要用于治疗脑血管疾病，常用于脑动脉硬化、运动性失语、四肢瘫痪性疾病的治疗，也可以与前顶透悬颅互透运用治疗相关疾病。

六、神庭透临泣 （临泣透神庭）

【单穴功效】

神庭 （见"神庭透百会"）。

头临泣 首见于《针灸甲乙经》。临，居高临下，治之之意；泣，哭无声泪出不止为泣。穴在前额发际，居高临下，《黄帝内经》中称此穴处为上液之道。《黄帝内经》中言："液者，所以灌精濡空窍者也。"正当上液之道，哭泣之先，必先鼻腔连额酸楚，上液之道开则泪下，故名临泣。在头部，前发际上0.5寸，瞳孔直上。归属足少阳胆经，为足少阳、足太阳和阳维脉之会，具有清泻肝胆、疏风清热、息风开窍、通络明目的作用。

【透穴功效】

（1）前额痛及偏正头痛。

（2）头晕。

（3）目赤肿痛。

（4）失眠。

【操作方法】

患侧或双侧取穴，施术者对穴位常规消毒后，取用3寸一次性毫针，皮下刺入2寸左右，得气后，施以捻转手法，失眠者手法宜轻，前额痛及目赤肿痛者手法宜重，一般留针30分钟，每10分钟行针1次，每日1次。

【注解】

神庭为督脉穴位，头临泣为胆经穴位，二穴运用为异经透刺疗法。针刺由督脉透向胆经，二穴所处位置相平，透刺可经过督脉、膀胱经、胆经三条经脉，具有跨经调气的作用。二穴透刺运用具有镇静安神、疏风清热、通络明目之效。对于因风热上扰、肝胆火旺而致的头晕、头痛、目赤肿痛、失眠等皆有很好的调治功效。

临床也可以用临泣透神庭，其操作方法与神庭透临泣的操作方法基本相同，主治也基本相同，都可以治疗头痛、眩晕等疾病。

七、五处透率谷

【单穴功效】

五处 首见于《针灸甲乙经》。因位于曲差后五分，又是足太阳膀胱经第五穴，故名五处。在头部，前发际正中直上1寸，旁开1.5寸。归属于足太阳膀胱经，具有宣泄风热，开窍镇静，清利头目的作用。可用于风热上扰而致的头痛、目眩、目视不明，或风痰阻窍而致的惊风、癫痫、瘛疭等病证。

率谷 首见于《针灸甲乙经》。率，循，行也；谷，为肉之大会，山间凹陷。穴当循耳上入发际顶骨、颞骨及蝶骨大翼交接之凹陷处，故名率谷。别名率骨、率角。在头部，当耳尖直上入发际1.5寸处。归属于足少阳胆经，具有清热息风、通络利窍的作用。可用于风邪外袭而致的偏头痛及肝风内动、肝阳上亢而致的头痛、眩晕、小儿惊风、耳鸣、耳聋等诸疾。

【透穴功效】

（1）头风痛、头皮热及胀痛。

（2）戴眼（指患者眼睛上视，不能转动）。

（3）癫疾。

【操作方法】

施术者对穴位常规消毒后，取用3寸一次性毫针，用2针接刺法（因二穴所处的位置，难以一针操作，故用二针），每针沿皮透刺2寸左右，使局部有麻胀感后，均施以较强的快速捻转平补平泻手法，每次持续行针1分钟左右，每10分钟行针1次，一般留针30~40分钟。头风痛者取用患侧穴位，戴眼与癫疾者取用双侧穴位。

【注解】

本穴组透刺所治疗的疾病皆为疑难顽固性疾病，这些病如果仅用单穴针刺很难发挥疗效，但用二穴透刺就可以起到事半功倍之效。二穴均在头部，五处为足太阳膀胱经穴位，率谷为足少阳胆经穴位，二穴透刺为异经透刺疗法中的同性经透刺，有跨经调气的作用，扩大了主治范围，增强了其作用效果。此二穴如果仅单穴用之，治疗范围较为狭窄，功效也较低。如笔者所治疗的一位头风痛患者，女性，42岁，反复发作左前额剧烈头痛半年余，发作时前额疼痛波及左侧，一侧头痛、头晕、耳鸣，疼痛呈波动性跳痛，伴恶心、呕吐、口苦、咽干等症状，疼痛消失后一切正常。曾多次检查未查出阳性指标，经中西药物治疗后无好转，其发病可一周数次或数周一发，一般每次发作3~6小时，本次发作时间2个小时左右，疼痛剧烈，故来诊，查体舌质红，苔薄黄，脉弦略数。中医辨证为肝阳上亢型头痛（头风痛）。先在太阳穴刺血放血，又按照上法在患侧施以本穴组透刺疗法，再加用风池透风池、丝竹空透率谷、行间，针后5分钟疼痛就开始缓解，20分钟后症状完全消失，共治疗3次。随访1年未见复发。

八、率谷透角孙

【单穴功效】

率谷（见"五处透率谷"）。

角孙　首见于《灵枢·寒热病》。其穴在耳上角之细小络脉处，头角之末，故名角孙。在头部，耳尖正对发际处。归属于手少阳三焦经，为手足少阳与手阳明之会，具有清热解毒、散风消肿的作用。可用于火毒上攻而致的耳鸣、目赤肿痛、齿痛、疟腮等诸病证。

【透穴功效】

（1）耳鸣、耳聋。

（2）偏正头痛、头项强痛、目赤肿痛。

（3）脑血管意外后遗症。

（4）头晕、小儿惊风。

【操作方法】

除脑血管意外后遗症者从健侧取穴，余者多为患侧取穴，施术者对穴位常规消毒后，取用2寸一次性毫针，自率谷向角孙方向透刺1.5寸左右，得气后，施以捻转手法，使局部产生酸胀感即可，一般留针30~45分钟，每10分钟行针1次，每日1次。

【注解】

率谷为足少阳胆经之穴，角孙为手少阳三焦之穴，二穴透刺为同名经之透刺疗法，二穴透刺既能疏调局部之气血，又能调理手足少阳之经气。耳部及侧头部是二穴所处的位置，又是少阳经脉所行之处，二穴透刺，同气相求，可以祛风清热，宣通络道，启闭开窍，加强了其作用强度，对耳疾、偏头痛等少阳经之病有着显著的疗效。率谷透角孙是目前临床常用的透刺穴组，尤其在脑血管疾病中运用广泛，且具有简单易操作的特点。

九、头维透通天

【单穴功效】

头维　首见于《针灸甲乙经》。维，隅也。隅，方也，角也。该穴为足阳明与足少阳经之会，因穴在头部额角发际，故名头维。别名颡大，在侧头部，当额角发际上0.5寸，头正中线旁开4.5寸。归属于足阳明胃经，具有疏风清热、清头明目的功效。可用于治疗风热外袭、风邪入络而致的目赤肿痛、头痛、迎风流泪、眼睑眴动、口眼㖞斜等病证；或胃火上炎、胆经郁热之头痛、目眩、目痛、目视不明等病证。

通天　首见于《针灸甲乙经》。因足太阳经气从此通达人身最高位颠顶百会，又能开肺窍通乎天气，故名通天。别名天臼、天白、天伯。在头部，当前发际正中直上4寸，旁开1.5寸。归属于足太阳膀胱经，具有祛风通络、通利鼻窍的功效。临床常用于治疗风邪外袭、气血壅滞之鼻塞多清涕、鼻衄、鼻疮、鼻渊、鼻痔、头痛、头重、口㖞、颈项转侧难、眩晕等诸病证。

【透穴功效】

（1）中风偏瘫后遗症。

（2）面瘫。

（3）颠顶痛。

（4）眩晕。

（5）鼻疾。

【操作方法】

除中风后遗症者健侧取穴，余者多患侧或双侧取穴，施术者对穴位常规消毒后，取用4寸一次性毫针，自头维穴处经皮下刺入透达通天，得气后，施以较强的捻转手法，持续捻针1~2分钟，每10分钟行针1次，一般留针30~45分钟。

【注解】

头维为足阳明经之穴，并与足少阳胆经交会，是足阳明根结之穴，善于疏风散邪，清头明目。通天为足太阳膀胱经之穴，位于头顶部，有通络开窍之功。二穴透刺为异经透刺疗法中之同性经透刺疗法。当头维透向足太阳时可以同时调节足三阳之经气，提高脑部气血运行，有效地改善了血流量，二穴合用可以起到祛除外邪，通畅经络的作用，能疏调头面部之气血。透刺时还能有效地加强刺激强度，提高头面部气血运行速度，故对上述诸症有立起沉疴之效。

十、风池透风池

【单穴功效】

风池 首见于《灵枢·热病》。本穴在项旁凹陷处似池，乃风邪袭人停蓄之处，故名风池。别名热府。在项部，当枕骨之下，与风府相平，胸锁乳突肌与斜方肌上端之间的凹陷处。归属于足少阳胆经，为手足少阳、阳维之所会，阳跷脉之所入，具有祛风解表，清热利窍，平肝息风的作用。可用于治疗风寒、风热侵袭之感冒、头痛、项强、肩背疼痛等诸疾；治疗风热上扰、肝阳上亢、肝胆火旺、气血瘀滞之热病、头痛、眩晕、目赤肿痛、鼻塞、鼻衄、鼻渊、耳鸣、牙痛、咽喉肿痛等诸疾；治疗风痰上扰、痰火扰心之癫痫、中风、失眠等诸疾。

【透穴功效】

（1）脑部及椎基底动脉供血不足。

（2）中风后遗症。

（3）癫痫。

（4）头痛、头晕。

（5）颈椎病、落枕。

（6）眼疾、面肌痉挛、鼻疾、舌强语謇。

（7）耳聋、耳鸣。

（8）语言障碍。

（9）伤寒汗不出。

【操作方法】

可健侧、患侧或双侧取穴，施术者对穴位常规消毒后，可取用4寸一次性毫针，从一侧的风池穴直入指向对侧的风池穴，或者用3寸毫针相互对刺，中间经风府，快速捻转1分钟，以患者自觉头部、眼、颈部发胀为度，对于头痛、头晕、落枕、伤寒汗不出的患者不留针，快速出针，按压针孔即可。其他诸疾可留针20~30分钟。

【注解】

风池透风池之法由来已久，早在明代严振所著的《循经考穴编》中就有记载运用。风池透风池，一针可透过五条阳经（手足少阳、阳维、阳跷、督脉）和三个穴位。头为诸阳之会，头面之疾当首调阳经，同时疏导少阳、太阳、督脉之气。风池为足少阳、阳维之会。经过风府，风府为督脉之穴，督脉主一身之阳气，风府是平息内风之要穴，《针灸大成》中记载："主中风，舌缓不语……偏风半身不遂。"更在《千金要方》中有"治头中百病"之说。风池透风池可以通五经达三穴，祛风活络，调理气血，对脑部供血不足、半身不遂、头晕目眩、言语困难、舌缓不收等病证均有良好的效果。

风池透风池加强了通经之效果，有效地扩大了穴位主治范围，使穴位之间起到了相互协同之效，是治疗顽症痼疾的一种有效方法。并且透刺风池能够有效地避免单穴针刺风池的风险性，可谓是两全其美，既增强了疗效又降低了针刺风险性。在临床上可以单侧透刺，也可以互透运用。

如笔者用本穴组治疗的一位头晕患者。张某，女性，43岁。头晕眼花1周余，多于晨起睡前发作，严重时难以站立，脉沉细而涩，尺部较弱，舌质淡。就诊后，即取用上述穴组操作加太溪透昆仑针刺，治疗十余分钟后症状就明显改善，20余分钟后各症状消失，治疗1次而愈。

十一、天柱透哑门

【单穴功效】

天柱 首见于《灵枢·本输》。人体以头为天，颈项如支柱，故颈椎骨又称天柱骨，此穴在项后，犹如擎天之柱，所以名为天柱。其穴在项部，斜方肌外缘之后发际凹陷处，约后发际正中直上0.5寸，旁开1.3寸。归属于足太阳膀胱经，具有疏风通窍，通络止痛的作用。可用于治疗外感风邪而致的项强、头痛、眩晕、目赤肿痛、鼻塞、咽痛等诸病证；治疗气血痹阻之肩背痛、腰痛等诸病证。

哑门　首见于《素问·气穴论篇》。哑，不能言；门，出入之处。本穴内应舌咽，为治疗声哑的关键之处，故名哑门。别名喑门、舌厌、舌横等。其穴在后正中线上，后发际正中直上0.5寸。归属于督脉，为督脉与阳维脉之会，具有利咽开音，醒神开窍，息风通络的作用。可用于治疗风邪闭阻、清窍闭郁之暴喑、中风舌强不语、癫狂、痫证、癔症、脊强反折等诸病证；治疗经脉痹阻之颈项强痛、后头痛等诸病证。

【透穴功效】

（1）癫痫。

（2）平衡障碍、言语障碍。

（3）颈项强痛、脊柱痛。

（4）头痛、头晕。

（5）延髓性麻痹。

【操作方法】

多以患侧或双侧取穴，施术者对穴位常规消毒后，用2寸一次性毫针，自天柱透向哑门，一般双向对刺，得气后施以较强的捻转手法，持续捻转行针1分钟，其针感向头部放散为佳，一般留针30~40分钟，每10分钟行针1次。

【注解】

天柱、哑门二穴均位于脑后，天柱为足太阳经之穴，哑门为督脉之穴，二穴运用为异经透刺疗法。天柱为足太阳经腧穴，足太阳经入于脑，位于项后，有宣表散邪，祛风散寒，舒筋活络之功；哑门为督脉之穴，督脉也入脑，内联于舌本，有通经络、开窍络、清神志、利发音之功。二穴相邻，一针相透，沟通二经，加强了二穴的作用功能，具有相互促进，作用协同，相得益彰之效，从而使经络得通，其解表散邪、醒脑开窍、镇静安神之功能明显增强。

如笔者用本穴组治疗的一位头痛患者，杜某，女性，36岁。无明显原因出现头痛1年余，每因遇到风寒而诱发或加重，其疼痛多从颈项部开始，并向头顶、前额部放射，甚则恶心呕吐、颈后部僵硬。常反复发作，每次发作时间不等，长则几天，短则数小时，曾用中西药物治疗，但疗效不佳。来诊后即以本穴组配用昆仑透太溪、后溪透劳宫治疗，经1次治疗后症状缓解，隔日1次，共治疗6次，诸症消失，之后未再复发。

十二、曲差透临泣（临泣透曲差）

【单穴功效】

曲差 首见于《针灸甲乙经》。因其位于足太阳之脉，弯曲横行向外，参差不齐之处，故名曲差。别名鼻冲。在头部，前发际正中直上0.5寸，旁开1.5寸。归属于足太阳膀胱经，具有明目通窍，疏风清热的作用。用于治疗风热外袭而致的目痛、目翳、目视不明、目眩、鼻塞、头痛、热病无汗、呕吐烦心等诸疾。

头临泣 （见"神庭透临泣"）。

【透穴功效】

（1）偏正头风。

（2）鼻疾。

（3）目疾。

【操作方法】

一般多为患侧取穴，施术者对穴位常规消毒后，用2寸一次性毫针，皮下平刺1.5寸左右，得气后，一般施以平补平泻捻转手法，使局部有麻胀感为宜，一般留针30分钟，每10分钟行针1次。

【注解】

曲差为足太阳膀胱经穴位，头临泣属于足少阳胆经穴位，二穴运用为异经透刺疗法中之同性经透刺。二穴均在前额部，位置相平，均善于疏散头目之邪，二穴合用相得益彰，有疏风清热之效，跨经调气之用。针刺曲差穴可疏通足太阳之经气，透刺到头临泣又可泻足少阳胆经上扰之邪气，二穴合用以治疗风热上扰之头痛疗效甚佳，为临床治疗头痛之经验疗法。此二穴透刺的用法则由来已久，文献最早可见于明代严振所著的《循经考穴编》中，之后在临床中一直广为运用。二穴除了治疗头痛具有特效外，治疗鼻疾、眼疾也有较好的疗效，二穴均在鼻、目之上，故针刺二穴可以有效地解除因风热之邪而导致的眼、鼻之疾。

临床也可用临泣透曲差，其操作方法与曲差透临泣操作方法基本相同，临床主要用于治疗偏正头痛、眩晕、前额痛、面肌痉挛等疾病。

十三、阳白透鱼腰

【单穴功效】

阳白 首见于《针灸甲乙经》。阳与阴相对而言；白，明也。因本穴在眉上一寸，其位置高，为日光所照之处，善治目疾，使目光明，故名阳白。在头部，眉上1寸，瞳孔直上。具有清肝明目，祛风通络的功效。可用于治疗风热上扰、肝阳上亢、肝胆火旺之头痛、目痛、目眩等诸病证；或治疗风邪中经络之口㖞、眼睑眴动、上胞下垂等病证。

鱼腰 首见于《扁鹊神应针灸玉龙经》。中部为腰，人之眉毛状似鱼形，穴居其中部，故名鱼腰。别名光明。在额部，瞳孔直上，眉毛中央。为头颈部的经外奇穴。具有疏风清热、明目通络的功效。可用于治疗外感风邪、风热上扰之目赤肿痛、目翳、眉棱骨痛、眼睑眴动、眼睑下垂、口眼㖞斜等诸病证。

【透穴功效】

（1）偏正头痛。

（2）眼睑下垂、眼睑眴动、眉棱骨痛、眼睑闭合不全等疾病。

（3）面瘫、面痛。

（4）顽固性呃逆。

【操作方法】

一般多为患侧或双侧取穴，施术者对穴位常规消毒后，取用1.5寸一次性毫针，由阳白穴皮下刺入鱼腰，得气后，施以平补平泻捻转手法，使局部有麻胀感为效，一般留针30~45分钟，每10分钟行针1次。

【注解】

阳白为足少阳胆经之穴，鱼腰为经外奇穴，二穴运用为异经之透刺疗法。阳白透鱼腰之透刺法已经在临床中广为运用，且是阳白、鱼腰二穴最为常用的针刺方法，也是透穴针刺法中的常用代表用穴，以上诸疾通过此二穴的透刺可以起到有效的调节作用，也是治疗这些疾病的特要穴，并可以根据疾病的不同配用相应的穴位。笔者治疗阳明波及少阳或少阳波及阳明时的头痛常以阳白透鱼腰、头维透率谷为主穴治疗，既可治标又能治本。如治疗眉棱骨痛、眼睑下垂、眼睑闭合不全时，笔者常以本组透穴配攒竹透鱼腰或丝竹空透鱼腰来治疗。阳白穴除了透鱼腰之外，还有多种透刺组合用于治疗头面部疾病，常用的还有阳白透攒竹、阳白透丝竹空、阳白透上星、阳白透头维等，如当代著名医家石学敏院士常用阳白四透法治疗面瘫，即以阳白透上星、阳白透头维、阳白透攒竹、阳白透丝竹空用来治疗面瘫疾病，均取得了显著疗效。笔者在治疗面瘫导致的眼睑闭合不全时常用三透鱼腰法（阳白透鱼腰、攒竹透鱼腰、丝竹空透鱼腰）施治，疗效也极为满意。

十四、丝竹空透率谷

【单穴功效】

丝竹空 首见于《针灸甲乙经》。丝，细络也；空，空窍也。眉犹竹叶，本穴在眉梢外侧端，穴下空窍，细络旁通，故名丝竹空。别名目髎。在面部，当眉梢凹陷处。归属手少阳三焦经，为手足少阳之交会穴，具有调理三焦，和解少阳，清热明目，疏风通络的作用。常用于治疗风热上攻、风火郁遏、火热上炎而致的目赤肿痛、目眩、眼睑瞤动、偏正头痛、齿痛等诸病证；或治疗风痰阻络之癫痫等。

率谷 （见"五处透率谷"）。

【透穴功效】

（1）顽固性偏正头痛。

（2）顽固性失眠。

（3）口眼㖞斜。

【操作方法】

头痛与口眼㖞斜者取用患侧穴位，失眠者取用双侧穴位。施术者对穴位局部常规消毒，取用4寸一次性毫针，避开血管快速刺入丝竹空，沿丝竹空至率谷连线的方向皮下透刺，不可过深，捻转进针，得气后，施以平补平泻捻转手法，使针感扩散到整个颞部，一般留针30~40分钟，每10分钟行针1次。

【注解】

丝竹空为手少阳三焦经之穴，率谷为足少阳胆经之穴，二穴为同名经透刺疗法。丝竹空透率谷的运用由来已久，最早记载于《玉龙歌》中："偏正头风痛难医，丝竹金针亦可使，沿皮向后透率谷，一针两穴世间稀。"这一诗歌的记载对透穴的运用影响深远，就如"四总穴"一样，一直在临床广为运用，是经典的透穴组合，促进了透穴的发展，扩大了透穴对针灸临床的影响力。

笔者在临床上治疗偏头痛时都以本穴组为主穴施治，诸多患者在针刺本穴组后疼痛即刻缓解或者能够完全消失，确实效如桴鼓，突显了透刺疗法的实效性。丝竹空为足少阳经气所发之处，也是手少阳经脉的所止之处，其单穴针刺对偏头痛就有很好的治疗功效，若沿皮透向率谷，更加强了其疏通手足少阳经脉的作用，率谷是足少阳经脉的穴位，与手少阳交会，具有很强的疏散风热作用，所以说丝竹空透率谷具有宣散少阳经脉风热的功效，是治疗一切偏头痛的主穴。笔者通过临床所治疗的患者可以明确反映其有效性这一点，如5年前的某一日，有一男性，进门捂着头，嘴里不断喊着"救救我"。原来该患者患有剧烈顽固性偏头痛，38岁，左侧偏头痛已有10余年之久，经多次检查未发现阳性结果，经各种治疗后未愈，近1个月以来，因工作劳累，偏头痛发作频繁，本次疼痛3小时有余，疼痛剧烈，波及左眼呈胀痛，恶心及呕吐，查体可见痛苦状，面色苍白，舌苔薄白，脉沉弦而涩。诊断为偏头痛（少阳经头痛）。治疗：先于患侧太阳刺血放血，再施以本穴组透刺疗法，当进针后施以捻转，患者疼痛即缓。后加配太阳透率谷及单穴针刺双侧内关、太冲，留针20分钟，症状完全消失。共治疗3次，随访1年未见复发。

二穴透刺，同经相应，同气相求，相互促进，相得益彰，通经活络，疏风散邪，有和解少阳之力，故有明显疗效。临床值得推广运用。

十五、太阳透率谷

【单穴功效】

太阳 首见于《备急千金要方》。因本穴在太阳部位，故名太阳。别名前关。在颞部，当眉梢与目外眦之间，向后约一横指处的凹陷处。为头颈部经外奇穴，具有疏风散热，清头明目，通络止痛，舒筋活络的作用。常用于治疗风热侵袭之面痛、牙痛、口眼㖞斜、眼部红肿灼痛、流泪等诸疾；或治疗痰瘀阻滞、肝阳上亢之头痛、头晕、目眩等诸疾。

率谷 （见"五处透率谷"）。

【透穴功效】

（1）偏头痛。

（2）眩晕。

（3）三叉神经痛。

（4）口眼㖞斜。

（5）目赤肿痛。

【操作方法】

一般多患侧或双侧取穴，施术者对穴位常规消毒后，取用一次性3寸毫针，从太阳穴刺入皮下，得气后稍向外提起，左手将所要透刺部位的皮肤提捏起来，右手将针呈30°角沿皮下向率谷穴进针，进针2.5寸左右，施以捻转泻法，以患者感前额、枕部、顶部有麻胀感为度，一般留针20~30分钟，每10分钟行针1次。

【注解】

太阳穴是重要的经外奇穴，率谷为胆经之穴，二穴透刺运用为异经透刺疗法。太阳位于颞部，其穴周围有手足少阳经、手足太阳经、阳维、阴维等经脉，故太阳穴为经气汇集之处，头者，精明之府也，十二经气血皆上注于头，针刺太阳穴可调和气血，醒脑开窍，清利头目，疏风泻热。《针灸大成》中言："太阳治眼红肿头痛。"率谷穴是足少阳经穴，又是足少阳、足太阳之会穴，主治偏头痛。二穴均位于颞部，透刺二穴可疏调头面部之气血，从而起到散风泻火，疏通经络，化瘀行气的功效，又大大地加强了穴位及经脉刺激强度，提高了针刺疗效，所以对以上诸疾就有着较好的疗效，尤其是治疗偏头痛更佳。

十六、太阳透下关

【单穴功效】

太阳（见"太阳透率谷"）。

下关 首见于《灵枢·本输》。关，为开阖之枢机。本穴有关牙齿开阖，故谓之以"关"，又因其在颧弓之下，且与上关相对，故名下关。本穴在面部耳前方，当颧弓与下颌切迹所形成的凹陷中。归属于足阳明胃经，为足阳明胃经与足少阳经交会之穴，具有清热散风，通关利窍，通络止痛的作用。可用于治疗风热毒邪入络、火热上炎之口眼㖞斜、齿痛、面痛、颊肿、口噤、聤耳、耳鸣、耳聋、牙关开合不利等诸病证。

【透穴功效】

（1）面痛（三叉神经痛）、面瘫、面肌痉挛。

（2）牙痛、下颌关节功能紊乱。

【操作方法】

一般多取用患侧穴位，施术者对穴位常规消毒后，取用一次性3寸毫针，先直刺0.3寸，再向下斜刺，透过颧骨内孔至下关穴，行提插捻转手法，得气后，产生酸胀之感，若有热感或能传导于齿龈使其有麻胀感为佳，一般留针30分钟，每10分钟行针1次。

【注解】

太阳为经外奇穴，下关为足阳明经之穴，二穴透刺运用为异经透刺疗法。面痛、面瘫、面肌痉挛常因风寒之邪侵袭面部阳明、太阳经脉，凝滞于经脉；又或因风热毒邪，浸淫面部，气血运行不畅；还可因外伤或情志不调导致面部经络气血痹阻，经脉不通而引起。用太阳透下关，可以起到祛风通络、散瘀止痛的效果，太阳透刺下关能产生强烈的刺激在面部传导，加强了两穴之间的经气传导、扩散，又加强了经气之间的感应，增强了针刺效果，从而达到"气至病所"，能够有效地改善面部气血运行。

通过长期临床运用观察，太阳透下关为主穴治疗三叉神经痛及面瘫均有较佳的疗效，常与其他穴位配合运用。太阳穴透刺治疗面部疾病的透穴组合除了太阳透下关，还有太阳透颧髎、太阳透颊车，临床根据患者具体发病部位可以灵活选择不同的透刺疗法，以便发挥出更好的治疗效果。

十七、曲鬓透听会

【单穴功效】

曲鬓 （见"百会透曲鬓"）。

听会 首见于《针灸甲乙经》。因本穴位于耳前，为声音会合聚集之处，为司听之会，故名听会。别名听呵、后关。在面部，当耳屏尖切迹的前方，下颌骨髁状突的后缘，张口凹陷处。归属于足少阳胆经，具有通窍利耳，疏风清热的作用。可用于治疗风热外袭、火热上攻而致的耳聋、耳鸣、耳痛、聤耳、口眼㖞斜、面痛、头痛、齿痛、颊肿等头面五官疾病。

【透穴功效】

（1）面瘫。

（2）颊肿、口噤不开。

（3）颈项强痛。

（4）耳疾。

【操作方法】

一般均取用患侧穴位，施术者对穴位常规消毒后，取用3寸一次性毫针，先直刺曲鬓，再向听会穴方向斜刺，直达听会穴，得气后，施以捻转手法，使面部有较强的麻胀感为度，若治疗口噤不开，其针感应向口腔内放射，治疗耳疾时使麻胀感应向耳内放射。一般留针30分钟，每10分钟行针1次。

【注解】

曲鬓与听会均为胆经穴位，二穴透刺运用为本经透刺疗法。二穴透刺增强了足少阳经气的感应，起到了通经接气的作用，加强了气血的运行，二穴之间经过耳门与听宫，耳门、听宫分别为手少阳、手太阳经之穴，二经在头面部广泛循行，增强了经脉之间的相互联系，扩大了其主治范围，其功效远非单穴针刺所能相比。对上述诸疾均有很好的治疗功效，治疗上述疾病可以用本穴组为主穴治疗。

十八、耳门透听会（听会透耳门）

【单穴功效】

耳门　首见于《针灸甲乙经》。因其穴在外耳道口，耳屏上切迹之缺口处，为耳之门户，本经支脉从耳后入耳中，由此出走耳前，故名耳门。在面部，当耳屏上切迹的前方，下颌骨髁状突后缘凹陷中。归属于手少阳三焦经，具有聪耳通络、清热止痛的作用。可用于治疗风热毒邪导致的耳鸣、耳聋、聤耳、齿痛、颈颔痛等诸证。

听会　（见曲鬓透听会）。

【透穴功效】

（1）耳鸣、耳聋。

（2）三叉神经痛。

（3）牙痛。

【操作方法】

一般取患侧穴位，施术者对穴位常规消毒后，取用一次性2寸毫针，自耳门穴进针，先直刺0.3寸左右，再向听会穴斜下直刺，使其针尖透达听会穴，再施以较强的捻转手法，若治疗耳疾则需要使麻胀感向耳内放射，若治疗三叉神经痛则需要使麻胀感向面部传导，持续捻转1分钟左右，一般留针30~40分钟，每10分钟行针1次。

【注解】

耳门为手少阳三焦经之穴，听会为足少阳胆经之穴，二穴透刺运用为同名经之透刺疗法。耳门透听会经过听宫穴，这一针可过三穴，三穴在耳前由上至下依次排列，所以又被称为耳前三穴，对于耳内疾病的治疗具有特效作用，是治疗耳疾的要穴。三穴分别为手少阳、手太阳、足少阳三经之穴，此三条经脉均直接入耳内，并汇聚于耳内为宗脉，所以透刺治疗可以有效地调节耳内之气血。笔者在临床中治疗耳疾常以这三个穴位为主穴治疗多例患者，其疗效确实。如笔者所治一男性患者，63岁，因近期家人突发重疾，心情急躁，左侧耳朵发生耳鸣、耳聋及耳内闷胀已有1个多月，曾于某市级医院检查，未查出阳性结果，曾口服中西药物治疗，乏效。经人介绍前来笔者处针刺治疗。查体可见舌的两边暗红，苔薄黄，脉弦数。立刻按上法针刺，并针刺患侧翳风，健侧液门透中渚，双侧的太冲透行间，针后3分钟耳内闷胀感即刻缓解，20分钟后明显缓解，30分钟后起针，仅稍感不适，因家中有病患不能脱身治疗，仅针刺2次，后随访症状完全消失。就在笔者写这本书的某一天下午，也曾治疗了一名女性耳聋患者，治用本穴组其效更佳，施以耳门透听会后，当一捻转针使用手法后，患者自述感觉耳内一下就通畅了，可谓真正的效如桴鼓。

临床也可以用听会透耳门，其操作方法与治疗功效均与耳门透听会基本相同，在临床主要以耳门透听会为常用。

十九、攒竹透鱼腰

【单穴功效】

攒竹 首见于《针灸甲乙经》。因本穴居眉头，为眉毛攒聚之处，眉毛形如竹叶，两眉紧蹙，形如竹叶攒聚，故名攒竹。别名员柱、始光、明光等。在眉头凹陷中，眼眶上切迹处。归属于足太阳膀胱经，具有清热明目、疏风通络的作用。可用于治疗风热外袭、火热上炎而致的目赤肿痛、迎风流泪、睑弦赤烂、目痒、头痛等病证；或治疗外感风寒而致的头痛、眉棱骨痛、口眼㖞斜、面䐃、面痛、颊肿、𪖈衄等病证。

鱼腰 （见"阳白透鱼腰"）。

【透穴功效】

（1）眉棱骨痛、前头痛。

（2）上睑下垂、眼睑闭合不全及痉挛等眼疾。

【操作方法】

一般取患侧穴位，施术者对穴位常规消毒后，取用1.5寸一次性毫针，采用横刺法，从攒竹向鱼腰透刺，捻转泻法，得气后向眉棱骨或眼睑部放射，一般留针30分钟，每10分钟行针1次。

【注解】

攒竹为足太阳经之穴，鱼腰为经外奇穴，二穴运用为异经之透刺疗法。二穴透刺也是临床用之较广泛的透刺穴组，其透刺运用也有相关文献记载，在明代严振所著的《循经考穴编》中就记载了攒竹透刺鱼腰治疗眉棱骨痛的运用，在之后的文献中也可见诸多的运用记载。二穴透刺还可用于上睑下垂、眼睑闭合不全、上眼睑痉挛的治疗，皆有较佳的疗效。治疗以上诸疾临床常配合阳白透鱼腰或丝竹空透鱼腰一同运用，在前面的阳白透鱼腰中已有相关介绍，这几个穴组的透刺配合运用，有极佳的治疗效果。其疗效非单独用穴可比，这是因为二穴透刺增强了刺激强度，加强了经脉之间的沟通，有效地疏通了面部气血，使气血通畅，临床治疗效果较好。

二十、攒竹透睛明（睛明透攒竹）

【单穴功效】

攒竹 （见"攒竹透鱼腰"）。

睛明 首见于《针灸甲乙经》。本穴近于目睛，能治疗风热目疾，以复其明，故曰"睛明"。别名泪孔。在面部，目内眦内上方眶内侧壁凹陷中。归属于足太阳膀胱经，为手足太阳、足阳明、阴跷、阳跷脉之所会，具有疏风清热、通络明目的作用。临床可用于治疗因各种原因而致的眼疾及风寒痹阻之头痛、腰痛及急性腰扭伤等病证。

【透穴功效】

（1）眼睑闭合不全等多种眼疾。

（2）瘿气。

（3）腰痛。

【操作方法】

一般取患侧穴位，施术者对穴位常规消毒后，取用1寸一次性毫针，用押手将穴位处皮肤提捏，将针与皮肤呈45°角紧贴眼眶上缘进针，进入皮肤后针尖向睛明穴方向斜刺，进针0.5寸左右，得气后使酸胀针感传至整个眼眶，轻手法捻转平补平泻操作1分钟，一般留针20~30分钟。起针时手法宜轻宜缓，起针后迅速按压针孔1分钟以上，防止出血造成血肿。

【注解】

二穴均为足太经之穴，二穴透刺运用为本经之透刺疗法。攒竹透睛明在明代严振所著的《循经考穴编》中已有文献记载，是透刺疗法记载运用较早的透穴，一直在临床中广为运用，在治疗眼疾方面发挥着重要的作用。攒竹穴是治疗眼疾及上眼睑疾病的常用穴，有清热明目之效，针刺攒竹穴既能调节局部经气、濡润筋肉，又能通络明目。睛明紧贴于眼睛，刺之能直接疏调眼部之气血，是治疗眼疾主穴。二穴均为足太阳膀胱经的穴位，膀胱经主治头面五官诸疾，攒竹透向睛明，一针透二穴，有效地扩大了针刺的感应面，使针感易于传导。可以有效地激发膀胱经之阳气，增强机体抗邪能力。正气盛则御邪外出，症状得解。

另攒竹透睛明临床风险较小，便于临床实际操作，该透刺疗法要比直接针刺睛明简单易使，避免了针刺眼周穴位而致的出血，并且能够较好地发挥治疗功效，可谓两全其美。

临床也可用睛明透攒竹，针刺时，提捏起目内眦皮肤，循经透向攒竹穴，其治疗功效与攒竹透睛明基本相同，临床以攒竹透睛明为常用穴组。

二十一、攒竹透头维

【单穴功效】

攒竹（见"攒竹透鱼腰"）。

头维（见"头维透通天"）。

【透穴功效】

（1）头风痛。

（2）头晕。

（3）眼胀痛、视物昏花、流泪。

（4）鼻窦炎、鼻炎。

【操作方法】

一般取患侧或双侧穴位，施术者的穴位常规消毒后，用一次性4寸毫针，自攒竹穴向头维穴方向沿皮透刺，针刺时左手将皮肤提捏以便于进针，得气后，施以平补平泻捻转手法，使麻胀感在前额部放散，持续捻转1分钟，一般留针30分钟，每10分钟行针1次。

【注解】

攒竹为足太阳经之穴，头维为足阳明胃经之穴，均为阳经，此二穴合用属于异经透刺疗法之同性经透刺。攒竹透头维临床运用在文献中记载颇丰，且运用较早，早在元代王国瑞所著的《扁鹊神应针灸玉龙经》中就已有了相关记载，其载曰："眉间疼痛苦难当，攒竹沿皮刺不妨，若是眼昏皆可治，更针头维即安康。"这是透穴的早期记载。明代严振在其所著的《循经考穴编》中明确记载了运用攒竹透头维治疗头风痛。在清代《医宗金鉴》中也有此二穴的运用记载，书中说："头维、攒竹二穴，主治头风疼痛如破，目痛如脱，泪出不明。"由此可见，二穴透刺运用是古代医家长期临床实践经验的结晶，具有较好的临床疗效，对上述诸疾确有实效性，值得临床推广运用。下文列举笔者用本穴组为主穴所治的一病案，供大家参考。

患者李某，男性，21岁。时常鼻塞、流脓性鼻涕，头胀闷、头昏，每当感冒时其症状加重，尤其以头痛最为明显，反复发作2年余。又因感冒后诱发加重，症状较前明显，其疼痛较为剧烈，难以忍受，故到所在地县级医院治疗，医院诊断为慢性鼻窦炎急性发作，西医治疗2天效果不佳而来笔者处就诊。取用攒竹透头维、迎香透睛明、颧髎透迎香及合谷，针后患者即刻感到头痛缓解，留针20余分钟后已明显好转，共治疗2次，症状消失。

二十二、印堂透攒竹（攒竹透印堂）

【单穴功效】

印堂　在《素问·刺疟篇》中有载："刺疟者，必先问其病之所先发者，先刺之，先头痛及重者，先刺头上及两额两眉间出血。"有位而无名，其名称首见于《扁鹊神应针灸玉龙经》中。印，图章，痕迹；堂，为屋处之正房。古时少儿点红以貌美，犯人刻字以铭记，是处称为印堂，本穴居其处，故名印堂。别名曲眉。在额部，当两眉头之中间。归属于督脉，具有镇静安神、疏风清热、宣通鼻窍的作用。可用于治疗心神失养之心悸、烦躁、失眠、多梦、抽搐、癫痫等病证；或治疗肝风内动、风邪外袭而致的头痛、眩晕、目痛、眉棱骨痛、鼻塞、鼻渊、鼻衄、小儿惊风等病证。

攒竹（见"攒竹透鱼腰"）。

【透穴功效】

（1）前头痛、眉棱骨痛。

（2）小儿惊风、戴眼。

（3）眼睑下垂等眼疾。

（4）面瘫。

（5）腰痛。

【操作方法】

一般取患侧或双侧穴位，施术者对穴位常规消毒后，用1.5寸一次性毫针，先于印堂直刺0.1寸，再向攒竹方向透刺，得气后，施以平补平泻捻转手法，使麻胀感向眉棱骨或眼内放射，留针20~30分钟，每10分钟行针1次。

【注解】

印堂为督脉之穴，攒竹为足太阳经穴，二穴运用为异经透刺疗法。印堂透攒竹的临床运用记载较早，在元代王国瑞所著的《扁鹊神应针灸玉龙经》中已经有了相关运用记载，载曰："印堂穴，在两眉间宛宛中，斜一分沿皮先透左攒竹行补泻后，转归原穴，刺右攒竹，依上补泻，可灸七壮。"到了明代在杨继洲所著的《针灸大成》中更是明确地指出了其透刺用法，其载曰："印堂刺入一分，沿皮透左右攒竹。"后世医家在临床中用于治疗上述诸疾，均有较好的疗效。除了印堂透攒竹能治疗上述疾病外，印堂透鱼腰、印堂透睛明也能治疗上述疾病。在临床中印堂透鱼腰治疗眉棱骨痛、眼睑下垂均有较佳的疗效，印堂透睛明治疗眼疾也有较佳的作用，临床可根据患者的疾病选择相关的透穴，单组或者多组穴位相互配合运用。

临床也可用攒竹透印堂，操作时从攒竹沿皮透至印堂，主要用于治疗头痛、癫痫、失眠、腰痛等疾病。

二十三、承泣透睛明

【单穴功效】

承泣 首见于《针灸甲乙经》。当人哭泣时，泪水下流，本穴承受之，故名承泣。别名鼷穴、面髎、溪时。在面部，眼球与眼眶下缘之间，瞳孔直下。归属足阳明胃经，为足阳明胃经与阳跷脉、任脉之会，具有清热明目、祛风通络的作用。可用于治疗风热上攻、火热上炎而致的目赤肿痛、睑弦赤烂、迎风流泪等诸病证；或治疗肝肾亏虚、气血不足之眼睑眴动、胞轮振跳、夜盲、上胞下垂、冷泪症等诸病证；或治疗风邪入络之口眼㖞斜等诸证。

睛明 （见"攒竹透睛明"）。

【透穴功效】

诸多眼疾，尤其是各种流泪之疾。

【操作方法】

多取患侧穴位，施术者对穴位常规消毒后，取用1.5寸一次性毫针。以承泣穴为进针点，刺入皮下后将针尖上挑，向睛明穴方向沿皮透刺约0.5~1寸左右，顺其眼轮匝肌走向缓慢入针，进针深度以患者内眼角或整个下眼睑酸胀流泪为度，忌提插。留针20~30分钟。

【注解】

承泣为足阳明胃经之穴，睛明为足太阳膀胱经之穴，二穴运用为异经透刺疗法中之同性经透刺。睛明穴为手足太阳、足阳明、阴跷、阳跷五脉之交会穴，刺激睛明穴有一穴通多经之效，承泣透睛明可以增强刺激强度，沟通阳明与太阳经气，激发阳气，温通眼部经筋气血，故而对眼疾有很好的疗效。在《灵枢·经脉第十》中云："膀胱足太阳之脉，起于目内眦，上额交巅……是主筋所生病者……泪出。"承泣是临床治疗流泪之疾的特效穴，在多部医学著作中均记载了承泣穴治疗流泪的运用。如《针灸甲乙经》中记载："目不明，泪出……"在《备急千金要方》中言："主目泪出，目多眵……"《医心方》中曰："主目不明，泪出……"由此可知，二穴均是治疗泪出的特效性穴位，通过透刺二穴，可以起到清热通络，明目止泪的作用，二穴相互为用，协同作用加强，故而对各种原因导致的流泪之疾有特效。

总之，承泣透睛明，一针透两穴，点面结合，治疗范围不仅拓宽，而且增强了其止泪功效。

二十四、迎香透睛明

【单穴功效】

迎香 首见于《针灸甲乙经》。本穴接近于鼻，当嗅觉之冲。人性喜香恶臭，故名迎香。别名冲阳。在面部，鼻翼外缘中点旁，鼻唇沟中。归属于手阳明大肠经，为手足阳明之会，具有清热散风，通利鼻窍，祛蛔镇痛的作用。可用于治疗风邪外袭、火热上炎而致的鼻塞、鼻衄、鼻不闻香臭、鼻渊、面痒浮肿、面痛、口眼㖞斜等诸病证；或治疗胆道闭阻之蛔厥。

睛明 （见"攒竹透睛明"）。

【透穴功效】

（1）面瘫、面肌痉挛、面痛。

（2）鼻疾。

（3）小儿昏睡露睛。

【操作方法】

一般取患侧穴位或双侧穴位，施术者对穴位常规消毒后，取用一次性2寸毫针，自迎香穴进针，针尖向上，直对睛明穴，沿皮刺入，针刺深度为1.5寸左右，施以平补平泻捻转手法，使局部有酸麻胀感为度，一般留针20~30分钟，每10分钟行针1次。

【注解】

迎香为手阳明大肠经之穴，睛明为足太阳经之穴，二穴运用为异经透刺疗法中之同性经透刺。二穴均位于面部，且在极敏感的部位，通过透刺可以强有力地刺激局部气血运行，调节相应器官的血流量。且此二穴皆为重要的交会穴，迎香为手足阳明之交会穴，睛明为手足太阳、足阳明、阳跷、阴跷五经之交会，此二穴透刺可以调节多经脉之气血。既增强了腧穴主治作用，又扩大了腧穴的主治范围，不仅改善了局部的气血运行，而且又较好的疏通了相关经脉、调整了相关经络。此二穴透刺作用广，疗效强，对上述诸证疗效极佳。

二十五、迎香透四白（四白透迎香）

【单穴功效】

迎香（见"迎香透睛明"）。

四白 首见于《针灸甲乙经》。本穴在目下，主治目疾，针之可使目明四方而光明，故名四白。在面部，眶下孔处。归属于足阳明胃经，具有清热明目、祛风止痛的作用。可用于治疗风热上攻、火热上炎而致的目赤痒痛、迎风流泪、头面疼痛等诸病证；或治疗风邪入络而致的口眼喝斜、面痛、面眴、头痛等诸病证；或治疗气血不足、肝肾亏虚而致的眼睑眴动、目翳、夜盲、眩晕、上胞下垂等诸病证；或治疗胆道蛔虫病。

【透穴功效】

（1）胆道蛔虫病。

（2）面痛、面瘫、面肌痉挛。

（3）鼻塞、衄鼽。

（4）便秘。

【操作方法】

除了治疗胆道蛔虫病及便秘取双侧穴位，其余均为患侧取穴，施术者对穴位常规消毒后，取用一次性2寸毫针，自迎香穴进针，以45°角斜透向四白穴。因颧骨隆起，当刺到颧骨时，用左手将颧骨部位的皮肤提起，右手将针柄向下加压，使针柄呈倒弧形，针尖上翘，避开颧骨。施以小幅度捻转提插泻法，当局部有酸麻胀感时，施以快速震颤手法1分钟，之后每隔10分钟施以捻转提插泻法，一般留针30分钟。治疗胆道蛔虫病时以疼痛明显缓解或疼痛消失时为度。

【注解】

迎香为手阳明大肠经之穴，四白为足阳明胃经之穴，二穴运用为手足同名经之透刺，同名经同气相求，所以同名经穴位运用有较强的协同之效。迎香为手阳明大肠经穴，并是手足阳明之交会穴，手足阳明多气多血，气血最为充盛，本穴又为大肠经最高穴位，大肠经循经上行的阳气皆聚集于此，而本穴中的阳气向上直冲交于足阳明胃经，所以又名为冲阳。四白为足阳明胃经之穴，所以二穴透刺可以加强手足阳明气血在面部的运行，使得面部气血充盛，正气足，得以祛邪气而出。二穴透刺运用可使针感明显加强，更易于得气，从而使"气至病所"，所以才能够迅速达到治疗目的。

临床也可用四白透迎香，其操作方法与迎香透四白基本相同，二穴透刺主要用于治疗面部疾病与眼疾。

二十六、水沟透龈交

【单穴功效】

水沟穴 首见于《针灸甲乙经》。本穴在口鼻之间，上唇正中之处。养生家闭口藏舌，舌舐上腭，运送口中津液，由上腭膛向后下方下行，滋润喉咙，通渗脏腑。本穴当口水吞咽，向上翻转之路，故名"水沟"。鼻通天气，口通地气。本穴在口鼻之间，故名人中。别名鬼宫、鬼市。临床以"人中"之名更为常用。在面部，人中沟的上1/3与中1/3交点处。归属督脉，为督脉和手足阳明之会，具有醒脑开窍、宣通督脉、祛风通络的作用。用于治疗邪气闭窍之癫狂、痫证、小儿惊风、昏迷、晕厥、中暑等诸病证的急救；或治疗风邪袭络之口眼㖞斜、牙关紧闭、面肿、鼻塞、鼻衄、齿痛等诸病证；或治疗经脉痹阻之腰痛、脊柱强痛等诸证。

龈交 首见于《针灸甲乙经》。其穴在齿龈与上唇相交处，任督脉交会之穴，故名龈交。别名断交。在上唇内，上唇系带与上牙龈的交点。归属督脉，为督脉、足阳明、任脉之交会穴，具有清热泻火的作用。主要用于治疗胃火炽盛所致的口齿不清、癫狂等诸疾。

【透穴功效】

（1）晕厥、中风、昏迷。

（2）癫、狂、痫。

（3）急性腰扭伤。

【操作方法】

施术者对穴位常规消毒后，取用1寸一次性毫针。左手拇、食指将水沟穴两边的皮肤往外压，右手持针向上斜刺入针，然后透至龈交穴，得气后施以雀啄针法，急救时以使患者苏醒为度，治疗急性腰扭伤时以患者眼含泪但不掉落为度，以患者疼痛消失或者留针20分钟为宜，中间要施以数次针法，适用于治疗急危重病。

【注解】

水沟与龈交二穴均为督脉之穴，二穴运用为本经透刺疗法，二穴透刺可有效的疏通督脉之气。水沟为督脉与手足阳明之交会穴，不但能通督脉而且能够疏调阳明之气血，阳明经脉气血最为充盛，所以水沟穴通阳益气之效更强。龈交为任督二脉之交会穴，督脉总督一身之阳，为"阳脉之海"；任脉总任一身之阴，为"阴脉之海"。一经行于身后，一经行于身前，任督二脉同出一源，交会于龈交穴，二脉以此如环无端，周而复始循行留注，统摄协调诸经脉之经气，在维持人身阴阳脉气的相对平衡中起着特别重要的作用，因此水沟透龈交，有助于督脉气血运行而维持经络的通畅，有促进任督二脉经气正常循行留注，共同调整阴阳平衡的作用，所以对休克、昏厥等急证有着特效作用。

二穴透刺对督脉上急性腰扭伤有立竿见影之效，急性腰扭伤多为督脉经气受损，气滞血瘀，不通则痛，故取督脉水沟为主穴来疏导督脉之气，由此透向本经脉龈交，可以有效地加强本经气血运行，故治疗急性腰痛效如桴鼓。

龈交穴在临床一般挑刺或者点刺出血，很少直接针刺，通过这样透刺，既增强了穴位之间的协同功效，又发挥了针刺的最大治疗功效，可谓是两全其美。

笔者以本穴组为主穴所治疗的一例相关案例举例供大家参考。笔者所治一癫痫患者，吴某，男，28岁，经某医院确诊为癫痫2年余。患者于2年前无明显诱因突然出现四肢抽搐，口吐白沫，双目直视，昏迷倒地，急诊于当地医院，经检查确诊为癫痫，后服用药物，但经常反复发作。最近因情绪不佳频繁发作，一般每周可发作1~2次，经人介绍来笔者处就诊。来诊后即针刺本穴组配用身柱透风府、腰俞透腰阳关、神庭透百会、后溪透劳宫，每次留针1小时，每隔2天治疗1次，共治疗5次，期间未再发作，之后每周治疗1次，共治疗7次，一直未再发病。

二十七、水沟透地仓（地仓透水沟）

【单穴功效】

水沟（见"水沟透龈交"）。

地仓　首见于《针灸甲乙经》。人含食物，常积存腮齿之间，下之储于胃中，犹如仓库，因喻此处为仓，本穴在口角旁，口通地气也，故名地仓。别名会维、胃维。在面部，口角旁开0.4寸。归属于足阳明胃经，为手足阳明经、阳跷、任脉之会，具有疏风活络的作用。可用于治疗风邪入络之口角㖞斜、流涎、唇缓不收、面痛、齿痛、颊肿、眼睑瞤动等诸病证。

【透穴功效】

（1）面瘫、面肌痉挛、面痛。

（2）流涎。

（3）牙痛、牙关紧闭、中风昏迷。

（4）癫、狂、痫。

【操作方法】

一般取用患侧或双侧穴位，施术者对穴位常规消毒后，取用2寸一次性毫针，将水沟处皮肤捏起，快速刺入，进针处稍深，进针后渐浅，针尖透向地仓穴，得气后，施以快速捻转手法1~2分钟，使患处有较强的酸麻胀感，一般留针30~40分钟，每10分钟行针1次。

【注解】

水沟为督脉之穴，地仓为足阳明胃经之穴，二穴运用为异经透刺疗法。水沟穴为督脉之穴，又为手足阳明经之交会穴，地仓为足阳明胃经之穴，为手足阳明、阳跷、任脉之会，二穴相透联络了诸经，加强了手足阳明经在面部气血的运行，又沟通了任督二脉，督脉总督一身之阳，任脉为一身之阴，起到了调节阴阳平衡的作用。二穴相距甚近，便于操作，透刺二穴增强了针刺感应，故对面瘫、面痛、面肌痉挛、牙痛、流涎等面口部疾病均有极佳的疗效。在临床中常根据患者的具体病情加配相关穴位具体施治。如面瘫时常配用阳白透鱼腰、地仓透颊车、太阳透下关、承浆透地仓等透穴组合治疗。

临床根据病情也可用地仓透水沟，从地仓斜刺透向人中，主要用于治疗面部疾病，也可以水沟与地仓互透，治疗面部诸疾。

二十八、地仓透颊车（颊车透地仓）

【单穴功效】

地仓（见"水沟透地仓"）。

颊车　首见于《素问·气府论篇》。本穴在耳下面颊端牙车骨处，该骨总裁诸齿，转关开合，为上下牙之运动枢纽，本穴当其处，故名颊车。别名牙车、曲牙、鬼床、机关。在面部，下颌角前上方一横指（中指）。归属于足阳明胃经，具有祛风开窍、开关止痛、清热消肿的作用。可用于治疗风热瘟毒侵袭之口眼㖞斜、齿痛、颊肿、口噤不语、牙关紧闭、中风、疟腮、失音等诸病证；治疗经脉痹阻之颈项强直等诸病证。

【透穴功效】

（1）面瘫、面肌痉挛、三叉神经痛。

（2）腮腺炎、牙关紧闭。

【操作方法】

一般取用患侧穴位，施术者对穴位常规消毒后，用3寸一次性毫针，自地仓穴进针，沿皮下向颊车方向刺入2.5寸左右，透刺至颊车。得气后，施以较强的捻转泻法，使面部有较明显的酸麻胀感，一般留针30~40分钟，每10分钟行针1次。

【注解】

二穴均为足阳明胃经之穴，二穴运用为本经之透刺疗法。地仓透颊车是透刺疗法运用的典范，在临床运用中历史久远，是透刺疗法记载较早的穴组，其透刺组合早有相关文献记载，二穴透刺首见于《扁鹊神应针灸玉龙经》中，其载曰："中风口眼㖞斜，需疗地仓连颊车。"在明代严振所著的《循经考穴编》中也有此二穴透刺治疗口眼㖞斜的记载，自此之后成为针灸临床治疗口眼㖞斜的主穴、要穴，一直沿用至今，其疗效非常确切。地仓与颊车二穴均为足阳明胃经之穴，二穴透刺珠联璧合，有通经接气之效用，穴位刺激的累积治疗效应增加，加强了刺激强度，有效地促进了气血的运行，使经络得通，气血调和，故而面瘫自正。在临床治疗时二穴常以互透法用之，除了地仓透颊车，也可以用颊车透地仓，可根据临床情况选择。颊车透地仓除了治疗面瘫，还常用于治疗牙关不开、口噤、失音、腮颊肿、颈项痛等疾病，是临床常用的一组透刺用穴。颊车透地仓运用也是由来已久，最早记载可见于明代严振的《循经考穴编》中。

颊车与地仓的互透是笔者治疗面瘫的常用要穴组合，若在面瘫恢复期，必用此二穴组透刺，能明显改善口角㖞斜，并常配用地仓透迎香、承浆透地仓，其效更佳。

二十九、大迎透颊车

【单穴功效】

大迎　首见于《素问·气穴论篇》。迎，合也、交会也。足阳明胃经之脉，从承泣、头维两路向该穴处相迎合，再向下到人迎，又因本穴在下颌角前方的大迎骨处，所以名为大迎。别名髓孔。在面部，下颌角前方，咬肌附着部的前缘凹陷中，面动脉搏动处。归属于足阳明胃经，具有疏风通络、清热消肿的作用。主要用于治疗风邪入络而致的口眼㖞斜、口噤不开、口唇瞷动、面浮肿、牙关脱臼等诸病证；或治疗风热上攻而致的齿痛、颊肿、瘰疬等诸病证。

颊车　（见"地仓透颊车"）。

【透穴功效】

（1）腮颊红肿及疼痛、腮腺炎。

（2）牙痛、牙关紧闭。

（3）面瘫、面痛。

（4）颞颌关节紊乱。

【操作方法】

一般取用患侧穴位，施术者对穴位常规消毒后，取用2寸一次性毫针，避开动脉，自大迎穴进针，皮下透刺至颊车穴，得气后，施以持续平补平泻捻转手法1分钟，以针感在局部有明显的酸胀感为度，一般留针30~40分钟，每10分钟行针1次。

【注解】

二穴均为足阳明胃经之穴，二穴运用为本经透刺疗法。颊车的功用是运输胃经的五谷精微气血循经上头。大迎穴传来的五谷精微气血，至颊车后受内部心火的外散之热，气血物质循胃经输送于头，二穴关系密切，均为足阳明胃经之穴，二穴合用相辅相成，相得益彰。二穴透刺促进了局部气血的运行，有通经接气的作用，能有效地加强阳明经气血在头面部的运行，使面部气血运行通畅。运用二穴透刺方法由来已久，其记载首见于明代严振所著的《循经考穴编》中，可见本穴组的透刺也是古代医家长期临床经验的总结。

三十、人迎透天突

【单穴功效】

人迎 首见于《灵枢·本输》。本穴在颈部两侧的位置，正是人迎脉所在位置，故名人迎。别名天五会、五会。在颈部，横平喉结，胸锁乳突肌前缘，颈总动脉波动处。属于足阳明胃经，为足阳明胃经与足少阳胆经之交会，具有调气血、通经络、利咽喉的作用。可用于治疗痰气互结之瘰疬、瘿瘤等诸病证；或治疗肝阳上亢之眩晕、头痛等诸病证；或治疗肺气不宣之胸满喘息、咽喉肿痛等病证。

天突 首见于《灵枢·本输》。天，指上，有高之义；突，指突出，又指烟囱。天气通于肺，本穴如肺气出入之烟囱，能通理肺气，故名天突。别名玉户、天瞿。在颈前区，胸骨上窝中央，前正中线上。归属任脉，为任脉与阴维之会，具有宣肺理气、降逆化痰、止咳平喘、清利咽喉的作用。可用于治疗痰气互结之胸中气逆、胸痹、噎膈、瘿气等诸病证；或者治疗肺气不宣、肺热炽盛而致的咽喉肿痛、暴喑、咳嗽、哮喘等诸病证。

【透穴功效】

（1）瘿气。

（2）咳喘、咽喉肿痛。

（3）言语不利。

【操作方法】

一般取用双侧穴位，施术者对穴位常规消毒后，取用3寸一次性毫针，自人迎穴进针，皮下透刺至天突，进针要轻捻缓进，施以捻转泻法，使局部出现酸胀感即可，一般留针20分钟。

【注解】

人迎穴为足阳明胃经之穴，天突为任脉之穴，二穴运用为异经透刺疗法。人迎为足阳明胃与足少阳之交会，功善调气血，通经络，利咽喉。天突为任脉之穴，并与阴维脉之交会，具有宣肺化痰，顺气平喘，利咽开音之效。二穴透刺，一上一下，上下夹击，直达病所，起到了跨经调气的作用，有通达四经之效。所以此二穴透刺对于治疗颈部咽喉疾病有着很好的功效。

三十一、天窗透人迎（人迎透天窗）

【单穴功效】

人迎 （见"人迎透天突"）。

天窗 首见于《灵枢·本输》。本穴在颈部，居天位。窗，通孔也。其穴在天部为通气之孔穴，能治疗耳目诸病，所以名为天窗。别名窗笼、窗聋、天笼。在颈部，横平喉结，胸锁乳突肌的后缘。归属于手太阳小肠经，具有清热散风、活络散结、通利诸窍的作用。可用于治疗气滞痰凝之瘿气、颈项强痛等诸病证；或治疗邪气闭窍之中风失语、癫、狂、痫等诸病证；或治疗热邪上扰之耳鸣、耳聋、口噤、咽喉肿痛、颊肿、暴喑、头痛等诸病证。

【透穴功效】

（1）眩晕（高血压）。

（2）瘿气（甲状腺肿大、甲状腺功能亢进症）、瘰疬。

（3）无脉症。

（4）耳聋、耳鸣、咽喉肿痛。

（5）心动过速。

（6）咳喘。

【操作方法】

一般双侧取穴，患者取仰卧位，施术者对穴位常规消毒后，取用2寸一次性毫针，于天窗穴处进针，平刺于喉结外方人迎穴外1寸左右即可，进针要轻捻缓进，勿伤颈动脉，施以捻转泻法，使局部有酸胀感后即可出针，不留针。

【注解】

天窗为手太阳小肠经之穴，人迎为足阳明胃经之穴，二穴合用为异经透刺疗法中的同性经透刺。天窗与人迎均在咽喉之要塞，天窗为手太阳小肠经之穴，人迎为足阳明胃经之穴，中间有扶突穴，一针贯三经又经三穴，有效地加强了原有穴位的作用强度，扩大了穴位治疗范围。三穴透刺可以起到通经络，调气血，利咽喉，通诸窍的作用，所以经透刺后可以用于治疗上述疾病，尤其是治疗高血压、无脉症、心动过速及甲状腺疾病等均有较佳的疗效。

在临床中不仅常用天窗透人迎，而且也常用人迎透天窗，其操作方法与天窗透人迎基本相同，主要用于治疗咽喉肿痛、瘰疬、瘿气、高血压、低血压等疾病。

第三章　躯干部常用透穴

一、定喘透定喘

【单穴功效】

定喘　首见于《常用新医疗法手册》。定，平定之意；喘，指喘息。本穴刺之能平喘，治疗喘证，所以名为定喘。别名治喘、喘息。在脊柱区，横平第7颈椎棘突下，后正中线旁开0.5寸。为躯干部的经外奇穴，具有止咳平喘、通络止痛的作用。常用于治疗肺失宣肃之哮喘、咳嗽等诸病证；或治疗经脉痹阻之落枕、肩背痛等诸证。

【透穴功效】

主治哮喘、咳嗽。

【操作方法】

常采用互透法，双侧穴位常规消毒后，取用2寸一次性毫针，由一侧向另一侧斜刺，双侧针刺得气后，两侧同时捻针，要使局部出现一定的酸麻胀感，以扩散至肩背或胸部为最佳，一般留针30~40分钟，每10分钟行针1次。

【注解】

定喘为临床经验新穴，具有很好的宣肺定喘之效，当定喘互透时，可经过大椎穴。大椎为阳中之阳，向上向外，性主疏散，为督脉与手足三阳之所会，总督全身阳气，可宣通诸经之阳气，祛邪达表，所以对治疗哮喘急性发作有很好的功效。透刺疗法的疗效远大于单穴针刺，可以加强其作用功效，故互透定喘治疗喘证疗效极佳。

举一例笔者用本穴组为主穴治疗的病案例供大家参阅。患者为一女性，34岁。因感冒后出现呛咳、气急等症状，到某院治疗，效不显，故来笔者处治疗。来诊时可见患者气急喘息，呛咳，伴有清稀白痰，有低热（体温37.8°），脉滑数而稍浮。听诊见双肺呼吸音粗糙，有轻度湿啰音。来诊后即采用定喘互透定喘，配肺俞透定喘，列缺透太渊及针刺尺泽，经3次治疗，诸症消失。

二、定喘透肺俞（肺俞透定喘）

【单穴功效】

定喘（见"定喘透定喘"）。

肺俞　首见于《灵枢·背俞》。因本穴为肺气转输于背部之处，是诊治肺部疾患的重要腧穴，故名肺俞。别名肩中外俞。在脊柱区，第3胸椎棘突下，后正中线旁开1.5寸。归属于足太阳膀胱经，具有宣肺散邪、补益肺气、止咳平喘、补虚疗损的作用。是用于治疗肺脏病及皮肤病的常用穴。

【透穴功效】

主治咳嗽、喘憋。

【操作方法】

一般取双侧穴位，施术者对穴位常规消毒后，取用3~4寸一次性毫针，自定喘穴向肺俞穴平刺，得气后，施以平补平泻手法，使针感向肩背或胸部放散为佳，一般留针20~30分钟，每10分钟行针1次。

【注解】

定喘穴为经外奇穴，肺俞为足太阳经之穴，二穴运用为异经透刺疗法。定喘是治疗喘证之特效穴，具有宣肺理气，止咳平喘之效；肺俞为肺脏之精气转输于背部的腧穴，具有理肺、宣肺、益肺的作用，是治疗肺病的特效穴、要穴。二穴均为治疗咳喘之特效穴，自定喘穴至肺俞部位为肺脏所在部位，当定喘透向肺俞，就可以直接疏调肺脏之气血，增强二穴的刺激强度，具有相互促进，相得益彰之效，可以有效地提高其治疗作用，也有利于宣降肺气，达到降气平喘，化痰止咳之效。

临床也可用肺俞透定喘，其操作方法与定喘透肺俞基本相同，治疗功效也基本相同，临床可相互透刺运用以提高疗效。

三、大椎透大杼（大杼透大椎）

【单穴功效】

大椎　首见于《素问·气府论篇》。本穴在第7颈椎棘突下，为椎骨隆起最高之棘突，故名大椎。别名颈百劳、上杼。在后正中线上，第7颈椎棘突下凹陷中。归属督脉，为督脉与手足三阳之会，具有解表退热、通督镇静、祛邪截疟、疏经通络的作用。用于治疗外感表邪之感冒发热、鼻塞、流涕、咳嗽、气喘、咽喉肿痛等诸病证；或用于治疗督脉痹阻之头痛、眩晕、癫、狂、痫、小儿惊风、抽搐等病证；或治疗经气不利而致的头项强痛、脊背痛；或治疗各种疟疾。

大杼 首见于《灵枢·海论》。杼，织布机之梭子。脊柱骨两侧横突，形似织杼，故称脊柱骨为杼骨，穴在杼骨之端，故名大杼。别名大腧、杼骨。在第1胸椎棘突下，旁开1.5寸。归属于足太阳膀胱经，为督脉、手足太阳之会，八会穴之骨会，具有疏风解表、壮骨强筋之效。用于治疗感受外邪所致的咳嗽、发热、头痛、项强、鼻塞、咽痛等诸病证；或治疗肝肾不足、筋骨失养之骨痿、颈项强痛等诸病证。

【透穴功效】

（1）颈项强痛、脊背痛、落枕。

（2）感冒及外感之咳喘、发热等表证。

【操作方法】

取双侧或者患侧穴位，施术者对穴位常规消毒后，取用2.5寸一次性毫针，自大椎穴向大杼穴平刺，得气后，施以较强的捻转泻法，一般留针30分钟，每10分钟行针1次。

【注解】

大椎为督脉之穴，大杼为足太阳经之穴，二穴运用为异经透刺疗法。大椎为督脉腧穴，又为手、足三阳经之交会穴，纯阳主表，既能宣通诸阳、调和营卫、疏散表邪、解肌清热、行气利水，又能除寒祛邪、通经活络、行血止痛；大杼为足太阳膀胱经腧穴，并为八会之骨会，有疏调手、足太阳经气，宣阳和阴，祛风散邪，解表退热，宣肺平喘，强筋健骨之功。当大椎透向大杼时，督脉与膀胱经经气互调，二穴有相互促进，相互协同的作用，透刺可以达到清热解表，疏风宣肺，强壮腰肌，通络止痛之功。

临床也可用大杼透大椎，其操作方法与大椎透大杼基本相同。可用于治疗外感风寒、咳喘、脊背强痛等疾病。

四、大椎透至阳（至阳透大椎）

【单穴功效】

大椎（见"大椎透大杼"）。

至阳 首见于《针灸甲乙经》。此处阳气至极，故名至阳。别名肺底。在第7胸椎棘突下，后正中线上。归属督脉，具有温通胸阳、祛湿退黄、疏肝解郁的作用。主要用于治疗湿热蕴结之胁痛、黄疸等诸病证，或治疗肝气郁结之胸胁胀痛、腹痛、腹泻、胸闷、心痛等诸病证。

【透穴功效】

（1）癫、狂、痫、失眠、小儿惊风。

（2）脊柱痛、强直性脊柱炎。

（3）身寒怕冷、痉挛拘急、四肢无力。

（4）慢性疾病。

【操作方法】

患者采用俯卧位，施术者对穴位常规消毒后，取用7寸的一次性毫针，自大椎穴进针循经向至阳穴平刺。针与皮肤呈15°夹角，左手将针刺部位皮肤捏起，缓慢针刺，使针感向下传导，得气后施以平补平泻捻转手法，一般留针30分钟，每10分钟行针1次。

【注解】

二穴均为督脉之穴，二穴透刺为本经透刺疗法，有很好的协同作用。大椎穴为督脉与六阳经之交会穴，至阳阳气赫赫，为阳气充盛之处，二穴相透增强了作用强度，极大地提高了通督扶阳之效。凡阳气不足，督脉运行障碍者皆可用之。因其有很强的通督温阳之效，所以对慢性疾病也有很好的调治功效。督脉入脑，故督脉有镇静安神之效，二穴透刺运用还加强了其镇静安神的作用，所以可用于癫、狂、痫、失眠、小儿惊风等。因为透刺二穴有通督的作用故能治疗督脉循行部位的病证，取督脉穴治疗强直性脊柱炎时可配用至阳透命门、命门透腰阳关等多种督脉透刺穴组，有较佳的疗效。

除了运用大椎透至阳，也可用至阳透大椎，其在临床实际运用中也较为常用，其操作方法与大椎透至阳基本相同。主要用于治疗黄疸、风疹、脊背强痛、强直性脊柱炎、疟疾、热病等疾病。

五、天髎透曲垣（曲垣透天髎）

【单穴功效】

天髎　首见于《针灸甲乙经》。因其穴在肩胛冈上凹陷处，所在位置高，喻之为天。髎，骨之空隙，其处凹陷，所以称之为天髎。在肩胛区，肩胛冈上角骨际凹陷中。归属于手少阳三焦经，为手足少阳经与阳维脉之交会穴，具有疏风通络的作用。主要用于治疗外邪侵袭之颈项强痛、肩臂疼痛、胸中烦满等病证。

曲垣　首见于《针灸甲乙经》。曲，弯之意；垣，端墙之意。因该穴在肩中央曲胛陷中，此处肩胛棘隆起，弯曲如墙垣一样，所以名为曲垣。在肩胛区，肩胛冈内侧端上缘凹陷中。归属于手太阳小肠经，具有祛风散寒、通络止痛的作用。可用于治疗肩胛痛、肩背痛等诸病证。

【透穴功效】

（1）肩胛痛。

（2）肩臂疼痛麻木。

（3）颈项强痛。

【操作方法】

患侧或双侧取穴，患者取坐位或俯卧位，施术者对穴位常规消毒后，取用一次性2寸毫针，自天髎进针，以针体与皮肤呈15°角透向曲垣，得气后，施以捻转泻法，使针感向肩部传导，一般留针20~30分钟，留针期间行针3次。

【注解】

天髎为手少阳三焦经之穴，曲垣为手太阳小肠经之穴，二穴运用为异经透刺中的同性经透刺疗法。天髎位于肩胛上端，是风邪易于侵袭之地，又为手足少阳经与阳维脉之交会，少阳主半表半里，阳维主一身之表，针刺本穴可以疏散在表、在上之风邪，为特效穴位；曲垣也居于肩胛部，为手太阳小肠经之穴，功善舒筋活络，用于治疗肩胛部经脉痹阻所致的各种痛证。天髎穴透刺曲垣穴，既能疏风解表，疏调肩胛局部之气血，又能疏调手足少阳、手太阳、阳维四经之气血，达到通经活络、疏风散寒之效，因此对上述诸疾确为有效。

临床也可用曲垣透天髎，其操作方法与天髎透曲垣基本相同。临床主要用于治疗肩背痛。

六、肩中俞透大椎 （大椎透肩中俞）

【单穴功效】

肩中俞 首见于《针灸甲乙经》。因本穴靠近脊中线，故名为肩中俞。在脊柱区，第7颈椎棘突下，后正中线旁开2寸。归属于手太阳小肠经，具有散风舒筋、宣肺止咳的作用。用于治疗肺失宣肃之咳嗽、气喘、咯血等诸病证；或用于治疗风邪外侵之肩背疼痛、项强等诸病证。

大椎 （见"大椎透大杼"）。

【透穴功效】

（1）颈项强痛、肩痛、脊背疼痛。

（2）咳嗽、气喘。

【操作方法】

患侧或双侧取穴，患者取坐位或俯卧位，施术者对穴位常规消毒后，取用3寸毫针自肩中俞以15°夹角向大椎穴平刺2寸左右，得气后施以平补平泻捻转手法，使局部有酸胀感，一般留针20~30分钟，留针期间行针3次。

【注解】

肩中俞为小肠经之穴，大椎为督脉之穴，二穴运用为异经透刺疗法，有跨经调气的作用。肩部与手太阳小肠经的关系最为密切，在古代被称为"肩脉"。肩中俞为手太阳小肠经之穴，故能调理肩背部之气血；大椎位于颈部阳位，阳中之阳，为督脉与手足三阳之所会，督脉总督全身之阳气。二穴均处于颈部，其位置相平，透刺后不仅增强了局部刺激强度，疏调了颈部之气血，还改善了手太阳与督脉在肩部的气血运行，对治疗颈肩部疼痛有很好的疗效。

临床也可以用大椎透肩中俞，其操作方法与肩中俞透大椎基本相同，功效也基本相同，主要用于治疗肩背疼痛、项背疼痛等疾病。

七、身柱透风府

【单穴功效】

身柱 首见于《针灸甲乙经》。该穴上连颠顶，下通背脊，平齐两肩，为一身之支柱，所以名为身柱。在脊柱区，第3胸椎棘突下凹陷中，后正中线上。归属于督脉。具有通督镇静、宣肺止咳、清热解毒之效。可用于治疗肺气不利之咳嗽、气喘等肺部病证；或治疗痰热风火上攻引起的癫、狂、痫等诸病证；或治疗热毒郁结之疔疮、发背、身热等诸病证。

风府 首见于《灵枢·本输》。本穴位居项后风邪易袭之处，为风邪所入之府，故名为风府。别名舌本、惺惺、鬼枕、曹溪。在颈后区，枕外隆凸直下，两侧斜方肌之间的凹陷中。归属于督脉，为督脉、膀胱经、阳维脉之交会穴，具有开窍醒脑、散风息风、通络止痛的作用。可用于治疗风邪为患导致的诸疾。如治疗风邪外袭之头痛、鼻衄、咽喉肿痛等；或治疗风中脏腑而致的癫狂、痫证、中风不语、瘛疭、眩晕、惊悸等诸病证；或治疗经脉痹阻、经气不利之项强、头痛等诸病证。

【透穴功效】

（1）癫、狂、痫。

（2）脊背强痛。

（3）感冒、咳嗽、发热。

【操作方法】

施术者对穴位常规消毒后，取用6寸一次性毫针，左手将针刺部位皮肤提捏，自身柱穴向大椎穴慢慢平刺，当得气后，施以捻转平补平泻手法，使针感向头颈部放射，一般留针20~30分钟，每10分钟行针1次。

【注解】

二穴均为督脉之穴，二穴运用为本经透刺疗法。著名医家王乐亭医师有"身柱透风府，可管住癫狂奔走"的临床记载，是当代临床针灸治疗癫、狂、痫病证的常用特效透刺穴位。身柱与大椎穴均为督脉要穴。身柱上通于脑，下通于脊背，所以具有很好的镇静安神作用，对痰火上攻而致的癫狂、谵语、惊厥、瘿疭皆有很好的疗效；大椎位于颈部阳位，督脉与手足三阳之所会，阳中之阳，督脉总督全身阳气。二穴透刺，一上一下，具有通经接气，相辅相成协同之效，可以起到很好的通督镇静、振奋阳气、祛邪退热的作用。笔者在临床治疗癫痫病证时也常用本穴组，确有实效性。在"水沟透龈交"的注解中曾列举了一例癫痫病案，就是以本穴组配水沟透龈交、腰俞透腰阳关等，临床在治疗癫痫时，以本穴组透刺有极佳的功效，值得推广运用。

八、胆俞透至阳

【单穴功效】

胆俞 首见于《素问·奇病论篇》。为胆腑之气输注于背部之处，是诊治胆病之重要腧穴，故名胆俞。在第10胸椎棘突下，后正中线旁开1.5寸。归属足太阳膀胱经，是胆腑经气所注之背俞穴，具有清泻肝胆、疏肝理气、利湿退黄的作用。主要用于治疗肝胆湿热及肝胆火旺而致的胁痛、黄疸、口苦、舌干、咽痛、呕吐、饮食不化等诸病证；或治疗肝气郁结而致的腹痛、腋下肿、脏躁等诸病证。

至阳 （见"大椎透至阳"）。

【透穴功效】

（1）黄疸、肝炎。
（2）胆囊炎、胆结石、胆道蛔虫病。

【操作方法】

一般双侧取穴，施术者对穴位常规消毒后，取用4寸一次性毫针，自胆俞斜向至阳平刺，当得气后，施以平补平泻捻转手法，使针感向前胸部放射，两侧同法取穴。一般留针30分钟，每10分钟行针1次。

【注解】

胆俞为膀胱经之穴，并为胆的背俞穴，至阳为督脉之穴，为阳气充盛之处，二穴透刺为异经透刺疗法。从胆俞透至阳经过肝俞与筋缩之间，胆俞、肝俞、至阳均是清利肝胆、利湿退黄之要穴，其内并应于肝胆之脏腑，三穴相透，协同用之，不但直达病所，还能有效地沟通了脏腑，增强了其作用强度，故能很好的疏泄肝胆、清热利湿。

九、志室透命门

【单穴功效】

志室 首见于《针灸甲乙经》。肾主精藏精，精宜藏不宜泄，本穴当肾俞之外旁，为肾气留注之处，藏志之室，故名志室。别名精宫。在腰部，第2腰椎棘突下，后正中线旁开3寸。归属足太阳膀胱经，具有补肾固精、强健腰脊的作用。用于治疗肾虚封藏失职所致的男子阳痿、遗精、滑精、早泄和女子崩漏带下等诸病证；或治疗腰脊强痛等诸病证。

命门 首见于《针灸甲乙经》。本穴位于两肾俞之间，是人生命的重要门户，故名命门。别名属累、竹杖、精宫。在腰部，当后正中线上，第2腰椎棘突下凹陷中，具有温肾壮阳、培元固本、强腰通络的作用。可用于治疗肾阳亏虚之阳痿、遗精、白浊、早泄、遗尿、尿频、痛经、带下、泄泻、水肿、头晕、耳鸣、手足逆冷等诸病证；或治疗经脉痹阻而致的脊强、腰痛等诸病证。

【透穴功效】

（1）五更泻。

（2）阳痿、早泄、遗精。

（3）带下过多、月经不调。

（4）尿频、夜尿频多。

（5）腰痛、腰扭伤、腿痛。

【操作方法】

一般双侧取穴，施术者对穴位常规消毒后，取用4寸一次性毫针，自志室沿皮向命门斜刺，得气后，施以捻转手法，一般多用补法，使局部出现明显的酸胀感即可，两侧同法取穴。一般留针30~40分钟，每10分钟行针1次。

【注解】

志室为膀胱经之穴，命门为督脉之穴，二穴运用为异经透刺疗法。志室为肾气、肾精留驻之所，有补肾固精，涩精止遗，强健腰脊之功；命门为督脉之穴，系五脏六腑之本，十二经之根，呼吸之原，三焦之所系，有培元补肾，固精止带，疏经调气，舒筋活血，强健腰膝之功。志室以益肾精为主；命门以补命火为要。二穴位于同一个高度，互为毗邻，内应于肾，阴阳俱补，相互为用，有协同之效，可以使经气直达病所。透刺两穴可以培元补肾，固经止带，疏调经气，强健腰膝。临床上若再配用艾灸疗法治疗上述诸症，更为有效。

十、腰俞透腰阳关

【单穴功效】

腰俞 首见于《素问·缪刺论篇》。本穴位于腰部，为腰部经气输注之处，善治腰部转运不利者，故名腰俞。别名背解、腰户、髓空、腰注。在骶部，后正中线上，当骶管裂孔处。归属督脉，具有理气通络、疏理下焦、清利湿热的作用。可用于治疗湿热下注、下元不固之泄泻、便秘、痔疾、月经不调等病证；

或治疗气血瘀滞之腰脊痛、下肢痿痹等诸病证。

腰阳关 首见于《素问·气府论篇》。本穴为督脉与足太阳经交通之关，阳气通行之处，位居腰部，所以名为腰阳关。在腰部，后正中线上，第4腰椎棘突下凹陷中。归属督脉，具有补肾壮阳、温通经脉的作用。可用于治疗肾阳虚衰之遗精、阳痿、月经不调、带下等病证；或治疗经脉痹阻之腰骶痛、下肢痿痹等病证。

【透穴功效】

（1）癫痫。

（2）月经不调、带下。

（3）阳痿。

（4）腰骶痛、下肢痿痹、截瘫。

【操作方法】

患侧或者双侧取穴，施术者对穴位常规消毒后，取用一次性4寸毫针，自腰俞以15°~30°角斜刺透向腰阳关，得气后，施以平补平泻捻转手法，使针感在腰骶部或向小腹部传导。一般留针30~40分钟，每10分钟行针1次。

【注解】

二穴皆为督脉之穴，二穴运用为本经透刺疗法。一针透二穴有协同促进之效，加强了其通经活络之功能。督脉入脑，具有很强的镇静功能。二穴在腰骶部，腰骶对应头部，所以透刺二穴对于治疗癫痫有很好的疗效。二穴配伍不但能治疗腰骶部位的疼痛，还有理下焦的功效，因此可以治疗男女生殖系统的疾病。

十一、膻中透华盖（华盖透膻中）

【单穴功效】

膻中 首见于《针灸甲乙经》。膻中者，君主之宫城也，盖指心包膜部位而言。本穴内景，正应心包外腔，故名膻中。别名元儿、胸膛、气儿、元见、上气海。在胸部，横平第4肋间隙，前正中线上。归属于任脉，为手太阳、手少阳、足太阴、足少阴之交会穴，为心包之募穴，八会之气会，具有宽胸理气、宣肺化痰、调气降逆、通络下乳的作用。用于治疗肺气不宣之咳嗽、气喘等诸病证；或治疗气机失调而致的呃逆、呕吐等诸病证；或治疗乳络不通而致的乳汁不下、乳癖、乳痈等病证；或治疗一切气郁而致的胸痹、心痛、胸闷、心悸、梅核气等病证。

华盖 首见于《针灸甲乙经》。肺乃五脏之华盖，本穴在紫宫之上，有覆护紫宫心脏之意，犹如心君之华盖，故名华盖。在胸部，横平第1肋间隙，前正中线上。归属于任脉，具有宣肺平喘、化痰止咳、理气解郁的作用。用于治疗肺气不宣而致的咳嗽、气喘等诸病证；或治疗气滞血瘀之胸痛、胁肋痛等诸病证。

【透穴功效】

（1）咳喘、胸闷。

（2）心痛。

（3）癫、狂、痫。

【操作方法】

施术者对穴位常规消毒后，取用4寸一次性毫针，针刺时左手将针刺部位的皮肤提捏，自膻中穴向华盖缓慢平刺，得气后，施以捻转泻法，使胀感在胸部传导。一般留针30分钟，每10分钟行针1次。

【注解】

二穴皆为任脉之穴，二穴运用为本经透刺疗法。二穴均在胸部，皆能宣肺化痰，治疗咳喘之疾，皆是治疗咳嗽、气喘的常用穴。二穴的配穴运用经验，如《千金要方》中载曰："膻中、华盖主短气不得息、不能言。"当二穴透刺时，经过本经之紫宫、玉堂，一针贯四穴，通经接气，可以有效地加强刺激强度，增强作用疗效，减少用针，确为有效之法。

临床也可以用华盖透膻中，二穴透刺也可以起到很好的降气作用，主要用于治疗各种气逆之证。

十二、章门透京门（京门透章门）

【单穴功效】

章门 首见于《针灸甲乙经》。章，同障；门，出入之处。人之两胁如障身蔽体之衣，本穴当古代章服启闭之处。本穴能治瘕、瘕及脏器郁结之证，用之，犹开四障之门，故名章门。别名长平、胁髎、脾募、季肋头。归属于足厥阴肝经，为足太阴脾经精气汇聚之募穴，八会之脏会，并为足厥阴、足少阳与带脉之会。在侧腹部，第11肋游离端的下方处。本穴具有疏肝理气、活血化瘀、消癖散结、健脾燥湿之功效。主要用于治疗肝胆疾患和脾胃病。

京门 首见于《针灸甲乙经》。本穴在第12肋骨前端，该处四周隆起，凡四周隆起之处为京，故称京门。别名气府、气俞、肾募，归属足少阳胆经，为足少阴肾经经气汇聚之募穴。其穴在侧腹部，章门后1.8寸，第12肋骨游离端下方。本穴具有利尿通淋，补肾温阳的作用。临床常用于治疗肾不化气之膀胱腑病，为治疗下焦水液代谢障碍所致诸疾之常用穴。

【透穴功效】

（1）肝郁之胸闷、胸痛、嗳气、胁肋胀痛、脘腹胀满。

（2）慢性脏腑疾病。

【操作方法】

一般取用双侧穴位，施术者对穴位常规消毒后，取用2寸毫针，自章门以15°~30°角向京门斜刺1.8寸左右，针刺得气后，施以捻转泻法。注意不可深刺。一般留针30分钟，每10分钟行针1次。

【注解】

章门为肝经之穴，京门为胆经之穴，二穴运用为表里两经透刺疗法。二穴皆为脏腑之募穴，章门为脾之募穴，脾为后天之本，京门为肾之募穴，肾为先天之本。所以二穴透刺可以疏肝利胆，调气和血，健脾补肾。募穴是脏腑之精气输注于胸腹部的穴位，所以此二穴透刺后，可以肝胆表里同治，先后天脾肾同调，功效强大，对多种慢性脏腑疾病都有很好的调治功效。

临床也常用京门透章门，其操作方法与章门透京门基本相同，主要用于治疗胁腹胀满、水肿、小便不利等疾病。

十三、上脘透中脘

【单穴功效】

上脘 首见于《灵枢·四时气》。上与下相对而言，本穴与下脘相对而言。本穴内应贲门，贲门即胃之上口，所以谓之上，脘是胃腑之意，故名为上脘。别名上管。本穴归属任脉，为任脉与手少阳、足阳明之会。在上腹部，脐中上5寸，前正中线上。本穴具有理气降逆、健脾和胃、利膈化痰的作用。可用于治疗胃痛、胃胀、恶心、呕吐、呃逆、黄疸等诸病证。

中脘 首见于《针灸甲乙经》。本穴处在胃中，脘即胃腑也，所以名为中脘。别名太仓、胃脘、上纪、中管。归属任脉，为足阳明经经气汇聚之募穴，八会穴之腑会，并为任脉与手太阳、手少阳、足阳明经之交会穴。在上腹部，脐中上4寸，前正中线上。本穴具有健脾和胃、理气化痰、消积化滞、益气养血的作用。可用于治疗一切脾胃疾病和各种慢性疾病，是治疗胃肠疾病之要穴。

【透穴功效】

（1）胃脘胀痛，饮食不化。

（2）恶心、呕吐、嗳气、呃逆。

【操作方法】

施术者对穴位常规消毒后，取用2寸一次性毫针，自上脘穴以30°角针刺，向中脘穴方向透刺1.8寸左右。得气后，施以较强的捻转或提插泻法。一般留针30~45分钟，每10分钟行针1次。

【注解】

二穴透刺运用是本经透刺疗法，上脘与中脘均为治疗胃病之常用要穴，疗效极佳。上脘善于降泄，中脘以调和为要。二穴合用具有很好的协同之效，可以加强其理气降逆之功效，凡治疗因胃气不降而致的胃脘胀满、恶心、呕吐、呃逆等病证，确有实效。常配合中脘透下脘、不容透承满治疗上述诸症，有很好的协同加强作用。三穴组同时透刺运用是治疗这类疾病的特效用穴组合，效如桴鼓，笔者在临床上治疗气机逆之证常以此三穴组透刺之，皆获佳效，确实值得临床推广运用。

十四、中脘透下脘

【单穴功效】

中脘（见"上脘透中脘"）。

下脘　首见于《针灸甲乙经》。下相对于上，本穴相对于上脘而言，本穴在胃之下口处，脘，胃腑也，所以名为下脘。别名下管、幽门。归属于任脉。在上腹部，脐中上2寸，前正中线上。本穴具有消积化滞、和中理气的作用。是治疗饮食停滞，脾虚不运所致一切肠胃疾患的要穴。

【透穴功效】

（1）胃下垂、子宫脱垂等。

（2）消化不良、食欲不振、胃脘胀痛等。

【操作方法】

施术者对穴位常规消毒后，取用3寸一次性毫针，自中脘以45°角进针，向下脘透刺2.5寸左右。得气后，施以平补平泻捻转手法。一般留针30~45分钟，每10分钟行针1次。

【注解】

中脘与下脘均为任脉之穴，二穴运用为本经透刺疗法。二穴均是治疗胃腑疾病之常用要穴。下脘穴以消积化滞为要；中脘以调和为主。二穴透刺，一上一下，有通经接气，相互促进，相互为用，和胃降逆，消食化滞，升提益气，除满止痛之功，对于脾胃虚弱而致的气虚下陷有特效。

十五、滑肉门透梁门

【单穴功效】

滑肉门　首见于《针灸甲乙经》。本穴内应腹膜油脂，外应松皮软肉，与任脉、水分穴相平，在束带匝腰之处，故名滑肉门。归属足阳明胃经。在上腹部，脐中上1寸，前正中线旁开2寸。本穴具有调理胃肠、利湿降逆、化痰安神之效。可用于治疗胃失和降之胃痛、呕吐等诸病证；或治疗痰热扰心之狂证、舌强、吐舌之等病证。

梁门　首见于《针灸甲乙经》。《难经·五十七难》言："心之所积为'伏梁'。起于脐下大如臂，上至心下。"本穴治之有效，喻以开横亘之积也，故名梁门。归属于足阳明胃经。在上腹部，脐中上4寸，前正中线旁开2寸。具有消积化滞、调中和胃的作用。用于治疗饮食积滞所致的食欲不振、胃脘胀痛、呕吐等病证。

【透穴功效】

（1）胃痛、胃下垂。

（2）癫狂。

（3）肥胖病。

【操作方法】

一般双侧取穴，施术者对穴位常规消毒后，取用4寸一次性毫针，自滑肉门以30°角针刺，透向梁门穴，针刺得气后，施以较强的平补平泻捻转手法。胃下垂及减肥一般留针1小时左右，每10~15分钟行针1次。

【注解】

二穴均为胃经之穴，二穴运用为本经透刺疗法。滑肉门具有调理胃肠，利湿降逆的作用；梁门具有消食化滞，调中和胃的作用。自滑肉门透向梁门有理气止痛，益气升提之效，可以增强脾胃功能，因此对上述诸疾都有很好的治疗作用。

在临床上也常用梁门透滑肉门，其操作方法与滑肉门透梁门基本相同。主要用于治疗胃痛、腹满、腹胀、消化不良、肥胖、水肿等疾病。滑肉门透梁门偏于升提，梁门透滑肉门偏于降泻，临床据症用之。

十六、中脘透天枢

【单穴功效】

中脘 （见"上脘透中脘"）。

天枢 首见于《脉经》。枢，枢机，枢纽。天枢，为人身上下的枢纽。《素问·至真要大论篇》中说："身半以上，其气三矣，天之分也，天气主之。身半以下，其气三矣，地之分也，地气主之。半，所谓天枢也。"脐上应天，脐下应地。本穴在脐旁，为上下腹的分界之处，有斡旋上下、职司升降的作用，故名。别名长谷、谷门、大肠募、循际。并为大肠精气汇聚于腹部之募穴。在腹部，横平脐中，前正中线旁开2寸。本穴具有疏调肠胃、调理冲任、理气消滞的作用。可用于治疗由各种原因导致肠胃不和之胃痛、腹痛、腹胀、呕吐、肠鸣、泄泻、痢疾、肠痈等病证；或治疗冲任失调之月经不调、痛经、带下等诸病证。

【透穴功效】

（1）肠胃诸疾。

（2）肥胖病。

【操作方法】

一般双侧取穴，施术者对穴位常规消毒后，取用4寸一次性毫针，自中脘穴30°夹角向两边的天枢穴分别透刺，得气后，施以较强的平补平泻捻转手法，一般每次留针30~45分钟，每10分钟行针1次。

【注解】

中脘为任脉之穴，天枢为足阳明胃经之穴，二穴运用为异经透刺疗法。中脘为胃之募穴、八会之腑会，天枢为大肠之募穴，二穴分别为胃、肠之募穴，募穴为脏腑之精气汇聚于腹部的穴位，且二穴均为治疗腹部肠胃诸疾之常用要穴，因此透刺二穴可以调和胃肠，对胃痛、胃胀、恶心、呕吐、腹痛、腹泻、便秘等肠胃诸疾均有显著的疗效，治疗肠胃同病时更具有特效作用。

十七、建里透天枢

【单穴功效】

建里 首见于《针灸甲乙经》。建，立也；里，居也、内也。本穴位于下脘上1寸，中脘下1寸，胃部中下之间，用之可建立中焦之气，安定中焦，故名建里。归属于任脉。在上腹部，脐中上3寸，前正中线上。本穴具有温中健脾、和胃理气、通滞化积的作用。可用于治疗食积胃肠、脾胃气滞、寒积中焦、脾胃虚弱而致的胃痛、腹胀、肠鸣、腹痛、呕吐、水肿等病证。

天枢 （见"中脘透天枢"）。

【透穴功效】

可用于治疗脘腹冷痛、胃胀、肠胃炎等。

【操作方法】

一般双侧取穴，施术者对穴位常规消毒后，取用4寸一次性毫针，自建里30°夹角向天枢方向针刺3寸左右，得气后，施以平补平泻捻转手法，一般留针30~45分钟，每10分钟行针1次。

【注解】

建里为任脉穴位，天枢为胃经穴位，二穴合用为异经透刺疗法。天枢为大肠之募穴，为肠胃之枢纽；建里建中焦，和脾胃，调升降，消积滞。建里以建中焦，升阳降逆为主；天枢以疏泄为主。二穴相合而用，一升一泻，升降协调，有温中健脾，和胃调肠，调节脾胃气机的功效，所以对脘腹冷痛、胀气、恶心、呕吐等肠胃疾病均有很好的作用。

十八、气海透关元（关元透气海）

【单穴功效】

气海 首见于《针灸甲乙经》。本穴居于脐下，为先天元气之海，大气所归，犹百川之汇海，主一身之气疾，故名气海。别名脖胦、丹田。为任脉之穴。本穴在前正中线上，脐中下1.5寸。本穴具有大补元气，益气固脱，补肾益精之作用。可用于治疗一切气虚所致诸疾。

关元 首见于《灵枢·寒热》。关，闭藏之义；元，气之始也，指元气。本穴所居之处为丹田，为人身元气之根，男子藏精之阁，女子藏胞之宫，元阴、元阳交关之所，故名关元。别名下纪、三结交、次门、大中极等。归属任脉之穴，并为任脉与冲脉、足三阴之会。在下腹部，脐中下3寸，前正中线上。本穴具有温肾壮阳、培元固本、大补元气、清热利湿的作用。用于治疗元阴、元阳亏虚之遗精、遗尿、阳痿、早泄、月经不调、痛经、经闭、崩漏、带下、不孕、产后恶露不尽、虚劳羸瘦、小腹疼痛、呕吐、泄泻、消渴、眩晕等病证；或治疗真阳不足或中气下陷之中风脱证、阴挺、脱肛、疝气等病证；或治疗湿热下注所致的小便频数、小便不利等病证。

【透穴功效】

（1）遗尿、小便不利。
（2）阳痿、早泄、不育。
（3）闭经、月经不调、痛经、产后恶露不止、不孕。
（4）久泻不止、痢疾、腹痛。
（5）腰痛、虚劳羸瘦、中风脱证。

【操作方法】

施术者对穴位常规消毒后，取用2寸一次性毫针，自气海30°夹角向关元穴方向透刺1.8寸左右，得气后施以平补平泻或补法，一般每次留针30~45分钟，每10分钟行针1次。

【注解】

二穴同属任脉经穴，二穴运用为本经透刺疗法。气海为元气所生之处，关元为元气所聚之处，二穴均是调理元气最重要的穴位之一，为元气、大气之宅，二穴均处于丹田部位，为气化蒸动之枢纽。二穴在小腹部，处于胞宫之位，故能调理男女生殖系统疾病。《针灸大成》中记载："产后恶露不止，气海、关元。"二穴透刺有益气固元，回阳救逆，温精散寒，强身健体之效，合而用之，能通经接气，相辅相成，相得益彰。

临床也经常用关元透气海，关元透气海的操作方法与气海透关元基本相同。主要用于治疗带下、阴挺、痛经、月经不调、不孕、阳痿、遗精、早泄、疝气、泄泻等男女生殖及泌尿系统疾病。

气海与关元皆是常用重要穴位，二穴常常相互透之，笔者在临床非常喜欢运用此二穴，现将笔者用气海透关元为主穴治疗一男科疾病的病案介绍如下。患者男性，58岁，自述有阳痿病史1年。患者时有头晕目眩，腰膝酸软的症状，诊见舌质淡，苔薄白，脉沉细。证属肾阳亏虚，命门火衰。来诊即针刺气海透关元与关元透曲骨，配用针刺双太溪，针刺后使针感向会阴部放射，然后采用重插轻提的补法，留针40分钟，每10分钟行针1次，共治疗16次，患者自述恢复正常。

十九、关元透曲骨（曲骨透关元）

【单穴功效】

关元 （见"气海透关元"）。

曲骨 首见于《针灸甲乙经》。本穴在耻骨上缘骨凹曲处，故名曲骨。别名尿胞、屈骨、回骨。归属任脉，为任脉与足厥阴肝经之会。在下腹部，耻骨联合上缘，前正中线上。本穴具有温肾培元、清利湿热的作用。可用于治疗肾虚之遗尿、遗精、阳痿、带下、月经不调等诸病证；或湿热下注之小便淋漓、阴囊湿痒、小腹胀满、带下、疝气等病证。

【透穴功效】

（1）小便不利（尿频、尿急、尿痛、尿不尽、尿滴沥、血尿、尿潴留等）、遗尿、小腹疼痛。

（2）月经不调、痛经、带下、闭经、不孕。

（3）遗精、阳痿、不育。

（4）消渴。

【操作方法】

施术者对穴位常规消毒后，取用3寸一次性毫针，自关元15°~30°夹角向曲骨斜刺，得气后，施以较强的平补平泻或泻法，使针感向会阴部放散，一般留针30分钟。针刺时应尽量排空膀胱，注意针刺的深度和角度，以免伤及膀胱。

【注解】

关元与曲骨均为任脉之穴，二穴运用为本经透刺疗法。当二穴透刺时可经过本经之中极穴，为一针透三穴。关元是小肠之募穴，并为任脉与冲脉、足三阴经之交会，中极为膀胱之募穴，并为任脉与足三阴经之交会，曲骨为任脉与足厥阴之交会。三穴均在小腹部，小腹为女子之胞宫、男子之精室及膀胱之所在，内藏元阴、元阳之气，所以三穴相合而用是调理下元诸疾的特效穴位，具有理下焦、温下元、清湿热、利膀胱的作用，尤其是对于治疗小便不利等诸疾极具特效。

临床也可以曲骨透关元，从曲骨沿皮循经透至关元。主要用于治疗月经不调、带下、不孕、遗精、早泄、阳痿、遗尿、小便不利、疝气等男女生殖及泌尿系统疾病。

关元透曲骨对泌尿系统疾病确有特效，笔者在临床经常运用，下面列举笔者所治疗的一位小便不利的患者。患者男性，63岁，痔疾手术术后出现了腹胀及小便不利的现象，先施以热敷无效，后经药物注射（药名不详），可见小便淋漓而下，后又渐小便不通，患者不愿接受导尿治疗，故前来针灸治疗。即按上法针灸，施以中等强度刺激，针感向会阴部放射，持续捻转毫针3~5分钟，并同时施以艾灸，治疗10分钟后患者自觉腹中有温热感，并波及前阴部，随后小便通畅。

第四章 上肢部常用透穴

一、肩髃透极泉

【单穴功效】

肩髃 首见于《灵枢·经脉》。本穴在肩端，举臂在两骨间凹陷中，故名肩髃。别名髃骨、中肩井、偏骨。归属于手阳明大肠经，为手阳明经与阳跷脉之所会。在三角肌区，肩峰外侧缘前端与肱骨大结节两骨间凹陷中。屈臂外展，肩峰外侧缘呈现前后两个凹陷，前下方的凹陷处为本穴。本穴具有疏风散热、通络散结的作用。可用于治疗肩背、上肢痛、肩臂不能上举、中风、半身不遂等诸病证；或治疗风热蕴结肌肤之风疹、瘾疹等诸病证；或治疗气滞痰凝之瘰疬。

极泉 首见于《针灸甲乙经》。其穴在心经最高极点处。心主血脉，心脉留注似泉水自高向下流，故名极泉。别名臂内，归属于手少阴心经，具有行气活血、宁心安神、疏经通络的作用。可用于治疗瘀血阻滞而致的胸痹、胸闷、心痛及目黄等诸病证；或治疗心神不宁之心悸、气短、失眠诸等病证；或治疗风寒湿痹阻而致的肘臂冷痛、上肢不遂等病证。

【透穴功效】

（1）顽固性肩周炎、肩臂不举。

（2）狐臭。

（3）心悸、胸闷。

【操作方法】

一般多取患侧穴位，患者先调整好取穴姿势，施术者对穴位常规消毒后，取用4寸一次性毫针，自肩髃向极泉直刺，透达极泉穴，使局部具有酸麻胀感，向肩臂部放散为最佳。一般留针20~30分钟，每5~10分钟行针1次。

【注解】

肩髃为手阳明大肠经之穴，极泉为手少阴心经之穴，二穴透刺为非表里关系阴阳经透刺疗法。二穴相透，不仅能疏通阳明和少阴经络气血，而且加强了局部气血的运行，可以达到舒筋活络，缓急止痛的作用，从而有利于肩关节恢复，这是治疗局部肩痛最常用的穴位。

二、肩髃透臂臑（臂臑透肩髃）

【单穴功效】

肩髃 （见"肩髃透极泉"）。

臂臑 首见于《针灸甲乙经》。凡肉不着骨之处，可由肉下通透者，曰"臑"。本穴在上膊肉不着骨之处，故名臂臑。别名头冲、颈冲。在三角肌区前缘处，垂臂屈肘握拳，于三角肌下端与肱骨外侧内缘交点处取穴。归属手阳明大肠经，为手阳明大肠经与小肠经、膀胱经、阳维脉之交会穴，具有疏风通络、化痰散结、清热明目的作用。可用于治疗经脉痹阻之颈项拘急、肩臂疼痛等诸病证；或治疗痰瘀凝结之瘰疬、瘿气等病证；或治疗风热上攻之眼疾。

【透穴功效】

可用于治疗肩背痛、肩臂痛及抬举受限。

【操作方法】

一般取用取患侧穴位，施术者对穴位常规消毒后，取用4寸一次性毫针，自肩髃斜向臂臑针刺，得气后，施以捻转泻法，使针感由肩部向臂部放射，一般留针20~30分钟，每5~10分钟行针1次。

【注解】

肩髃与臂臑均为手阳明大肠经之穴，二穴运用为本经透刺疗法。著名针灸医家王乐亭老医师记载过此二穴临床透刺运用的经验，用于治疗肩臂不举。二穴透刺运用具有协同加强之效，能通经活络，宣导手阳明经之气血，化瘀而散结，使经脉得通，故治疗肩臂疼痛及抬举功能受限疗效极佳。

临床也可用臂臑透肩髃，其操作方法和作用功效与肩髃透臂臑基本相同，在治疗肩臂疼痛时，两组穴位可以相互透刺运用。

三、臑会透臂臑（臂臑透臑会）

【单穴功效】

臑会 首见于《针灸甲乙经》。本穴在臑臑之侧，臑俞之下，为臑部经脉之气聚会之处，三臑之会穴，故名臑会。别名臑髎、臑交。在臂后区，肩峰角下3寸，三角肌的后下缘。归属手少阳三焦经，为手少阳经与阳维脉交会之处，具有清热通络、理气散结的作用。主要用于治疗风热侵袭之肩臂痛、眼疾等诸病证；或治疗气滞痰凝之瘿气、瘰疬等诸病证。

臂臑 （见"肩髃透臂臑"）。

【透穴功效】

（1）咽喉肿痛。

（2）各种眼疾。

（3）蛇头疔。

（4）瘰疬。

（5）肩臂不举。

【操作方法】

一般取用患侧或双侧穴位，施术者对穴位常规消毒后，取用3寸一次性毫针，自臑会30°~45°角透向臂臑，得气后，施以较强的捻转提插泻法，一般留针30~40分钟，每10分钟行针1次。

【注解】

臑会为手少阳三焦经之穴，臂臑为手阳明大肠经穴，二穴运用为异经透刺疗法中的同性经透刺。二穴作用效果相近，均能疏风、清热、散结。一穴在上臂之外侧，一穴在上臂之前侧，二穴透之，可起到经脉相贯，气血相通的作用，因此对治疗肩臂痛确有实效。在临床中不仅治疗肩痛效果很好，还对瘰疬、蛇头疔等疾病也有很好的作用。著名医家冯润身善用长针透刺疗法，其临床医案中就曾记载用此二穴透刺治疗咽喉肿痛及蛇头疔。

临床中不仅用臑会透臂臑，也可用臂臑透臑会。主要用于治疗肩臂痛及瘰疬。其操作方法基本相同。

四、肩前透肩贞（肩贞透肩前）

【单穴功效】

肩前　首见于《中医临床新编》。本穴为经外奇穴。因穴在肩关节前面，故称之为肩前。主要治疗用于肩臂痛、肩臂不能举、上肢瘫痪等病证。本穴在腋前皱襞顶端与肩髃穴连线的中点。

肩贞　首见于《素问·气穴论篇》。贞，正也。本穴在肩胛骨与肱骨分解之间，肩髃穴后凹陷中，当肩之正处，故名肩贞。归属于手太阳小肠经。在肩胛区，肩关节后下方，腋后纹头直上1寸。本穴具有祛风通络、舒筋利节的作用。可用于治疗风寒湿痹阻经脉之肩胛痛、手臂麻木疼痛、不能上举、项痛等诸病证；或治疗外感风热之伤寒发热恶寒、耳鸣、耳聋等诸病证。

【透穴功效】

可用于治疗肩臂疼痛及肩臂活动受限。

【操作方法】

一般取患侧穴位，施术者对穴位常规消毒后，取用3寸一次性毫针，自肩前向肩贞方向透刺2.5寸左右，得气后，施以较强的捻转泻法，使肩臂部有明显的酸胀感为宜，一般留针20~30分钟，每5~10分钟行针1次。

【注解】

肩前为经外奇穴，肩贞为小肠经之穴，二穴运用为异经透刺疗法。二穴均在肩关节处，一穴在肩前，一穴在肩后，透之穴位深度加深，刺激强度加大，加强了通经活血的功效和通利关节的作用，因此对治疗顽固性肩臂疼痛及肩臂不举有很好的疗效。

临床也可用肩贞透肩前，其操作方法和功效与肩前透肩贞基本相同，临床也常相互透之治疗肩背痛，疗效更佳，尤其是对于顽固性肩背痛患者采用互透方法施以针刺，疗效更好。

五、曲池透臂臑（臂臑透曲池）

【单穴功效】

曲池　首见于《灵枢·本输》。本穴取穴时，肘部屈曲凹陷，形似浅池，手阳明经气流注于此，犹如水入池中，故名曲池。别名鬼臣、阳泽，归属于手阳明大肠经，为手阳明大肠经之合穴。在肘区，屈肘成直角，在肘横纹外侧端与肱骨外上髁连线中点处。本穴具有清热解表、祛风止痒、化痰散结、疏经通络的作用。可用于治疗风热在表之外感病和与风邪有关的皮肤病，以及治疗热毒内蕴所致的丹毒、疔疮、瘰疬和气血阻滞经脉所致的肩臂疼痛、上肢不遂等诸病证。

臂臑（见"肩髃透臂臑"）。

【透穴功效】

（1）淋巴结核。

（2）甲状腺肿。

（3）腮腺炎。

（4）腺样体肥大。

（5）上肢不遂。

【操作方法】

一般健侧取穴（左病刺右，右病刺左）或双侧取穴。让患者取坐位，屈肘两手拱胸，肘与肩抬平，施术者左手切穴，常规消毒后，右手持针，端平快速刺进皮下，以左手压穴，挑起针尖直刺到臂臑，卧刺于皮下腠理之间。实证、核硬而不移、红肿疼痛者用捻转泻法。虚证或溃破者用捻转补法。一般留针30~45分钟，每10分钟行针1次。

【注解】

曲池与臂臑均属于手阳明大肠经之穴，二穴用之为本经透刺疗法。此二穴透刺是著名医家王乐亭医师的透刺绝招，用于治疗淋巴结核、甲状腺肿、腮腺炎都有特效，临床疗效很好，在临床广为运用。王乐亭称淋巴结核、甲状腺肿、腮腺炎这三种疾病为三腺病。此二穴均为手阳明大肠经穴，大肠与肺相表里，阳明多气多血，大肠经主治瘰疬，肺经主治项瘿。三种疾病均在上焦、脖项之间，凡上焦病，均与大肠、肺关系密切，二穴透之也可以经过肘髎、手五里，一针贯四穴，能通经接气，功效强大，作用确实。

临床也可用臂臑透曲池，其操作方法同曲池透臂臑，二穴透刺主要用于治疗上肢不遂与瘰疬。

六、曲池透少海（少海透曲池）

【单穴功效】

曲池（见"曲池透臂臑"）。

少海 首见于《针灸甲乙经》。海，为诸川之汇；少，指少阴经。本穴为手少阴脉气所入之合，且本穴凹陷形似海，故名为少海。别名曲节，归属于手少阴心经，为手少阴心经之合穴。取穴时，屈肘成直角，在肘横纹内侧端与肱骨内上髁连线的中点处。本穴具有清心安神、活血通络、化痰散结的作用。用于治疗心火炽盛之癫狂、喜笑、心悸、失眠、健忘等诸病证；或治疗经气不利之手颤、上肢不遂、肩臂疼痛等诸病证；或治疗痰凝之瘰疬。

【透穴功效】

（1）肘痛、上肢不遂。

（2）高血压。

（3）热病。

（4）癫狂。

（5）眩晕。

【操作方法】

一般患侧或双侧取穴，患者屈肘成直角，施术者对穴位常规消毒后，取用3寸一次性毫针，自曲池向少海方向直刺2~2.8寸，得气后，用捻转提插泻法。治疗痛证时使肘部呈酸胀感觉，一般留针20~30分钟；治疗痿证、高血压、眩晕、癫狂时使针感向上臂扩散，一般留针30~45分钟，每10分钟行针1次。治疗痛证、痿证时取用患侧穴位，治疗其他疾病均取用双侧穴位。

【注解】

曲池为手阳明经之穴，少海为手少阴心经之穴，二穴运用为非表里关系异经透刺疗法。曲池为手阳明大肠经之合穴，阳明多气多血，"合主逆气而泄"，具有通上达下、宣导气血的作用，故能清头明目，用于治疗高血压有特效作用；少海为手少阴之合水穴，本经为火，水能克火，用之可以清热安神，治疗心火亢盛等疾病。此二穴透刺有很好的清降血压之功能，还能使二经经气贯通、气血通畅，促进上肢功能恢复，尤其善于疏通肩肘关节之经气，所以可以用于治疗肘痛、肩臂不举及上肢痿证等病证。曲池透向少海经过手太阴肺经之合穴尺泽、手厥阴心包经之合穴曲泽穴，一针贯四经（手阳明、手太阴、手厥阴、手少阴），通达四穴（曲池、尺泽、曲泽、少海），四穴均为合穴，故而作用极强。

临床也可用少海透曲池，其操作方法与曲池透少海基本相同。主要用于治疗肘臂挛痛、头项强痛、震颤，尤其对于手臂震颤更具特效。

曲池是临床重要穴位，作用广泛，是笔者极为常用的穴位。下面列举一例笔者用曲池透少海治疗高血压的病案。患者高某，男性，46岁。自述有高血压病已经5年余，曾在多家医院检查并治疗，诊断为"原发性高血压"，经中西医药物治疗效果不佳，来笔者处就诊。来诊时血压为190/123mmHg，取用本穴组配合天窗透人迎、太冲透涌泉，留针40分钟，起针后血压为170/110mmHg，每周3次，治疗10次后血压稳定在135/95mmHg左右。

七、天井透臂臑

【单穴功效】

天井 首见于《灵枢·本输》。本穴在尺骨鹰嘴窝之凹陷中，四方高，而中央低下，形似天井，故名天井。归属于手少阳三焦经，为三焦经之合穴。在肘后区，肘尖上1寸凹陷中。本穴具有清热泻火、化痰散结、通络止痛的作用。可用于治疗风热之偏头痛、耳鸣、耳聋、癫痫等诸病证；或治疗痰气互结之瘿气、瘰疬等诸病证；或治疗筋脉不利之肘臂挛痛、麻木、屈伸不利等病证。

臂臑（见"肩髃透臂臑"）。

【透穴功效】

（1）瘰疬。

（2）咽喉肿痛、腺样体肥大。

（3）面颊肿痛。

【操作方法】

一般多为患侧或双侧取穴，患者端坐位，屈肘，拇指向后叉腰，尽量使屈臂向前摆。施术者对穴位常规消毒后，取用4寸一次性毫针，自天井向臂臑方向透刺，得气后，施以捻转泻法。一般留针20~30分钟，5~10分钟行针1次。咽喉肿痛者两侧交替用针，其他疾病一般患侧用针。

【注解】

天井为手少阳三焦经之穴，臂臑为手阳明大肠经之穴，二穴运用为异经透刺疗法中的同性经透刺。天井是手少阳经之合穴，具有清热泻火，化痰散结的功效，可以清泻三焦郁火，疏通少阳经脉；臂臑是手阳明经之穴，具有清热散结之效，为治疗瘿气、瘰疬之要穴。著名医家冯润身善用此二穴透刺治疗瘰疬及咽喉肿痛，有丰富的临床经验。此二穴透刺既可以清泻三焦郁火热毒、化在经之痰核，又能宣导阳明气血、消散颈项之郁结，故治疗瘰疬、咽喉肿痛具有特效。

八、郄门透三阳络（三阳络透郄门）

【单穴功效】

郄门 首见于《针灸甲乙经》。本穴为手厥阴经气血深聚之孔窍，经气出入之门，故名郄门。归属于手厥阴心包经，为本经之郄穴。在前臂前区，腕掌侧远端横纹上5寸，掌长肌腱与桡侧腕屈肌腱之间。本穴具有祛瘀止痛、凉血止血、宁心安神的作用。可用于治疗血热妄行之咯血、呕血、衄血等诸病证；或治疗心脉痹阻之心痛、心悸、胸痛等诸病证；或治疗热扰心神之心烦、癫疾、惊痫等诸病证。

三阳络 首见于《针灸甲乙经》。手三阳经并列上行，至此三阳络脉相联络，故名三阳络。别名通间、通门，归属于手少阳三焦经。在前臂后区，腕背侧远端横纹上4寸，尺骨与桡骨间隙中点。本穴具有宣通气血、清泄三焦、通络止痛的作用。一般用于治疗三焦热盛而致的齿痛、暴喑、耳鸣、耳聋等诸病证；或治疗经脉痹阻而致之手臂痛等诸病证。

【透穴功效】

（1）心痛、胸痛。

（2）暴喑。

（3）失眠。

（4）肘臂痛、手臂不遂及麻木。

【操作方法】

一般取用双侧或患侧穴位，施术者对穴位常规消毒后，取用2寸一次性毫针，自郄门呈45°角向三阳络方向透刺，得气后，施以轻度捻转泻法，一般留针40~60分钟，每10分钟行针1次。

【注解】

郄门为心包经之穴，三阳络为三焦经之穴，二穴运用为表里经透刺，由阴经透向阳经。表里经气血相贯、相互沟通，在生理上相互影响，在病理上相互传变，关系极为密切。郄门为心包经之郄穴，郄穴善治急性疼痛，心包代心受邪，三焦通行诸气，三阳络联系手三阳经，故针刺本穴对心痛具有特效。心开窍于舌，心包代心受邪，故二穴透刺对突然失语也有特效作用。

临床上不仅常用郄门透三阳络，还可用三阳络透郄门，在《循经考穴编》中就记载了用三阳络透郄门治疗肩臂不举、暴喑、耳聋，如今在临床中也有用三阳络透郄门治疗带状疱疹取得显著疗效的文献报道。三阳络透郄门也是临床常用的透穴方法。

九、支沟透间使（间使透支沟）

【单穴功效】

支沟　首见于《灵枢·本输》。因本穴在上肢尺骨、桡骨之间，脉气行于两骨之间如水行沟渠，故名支沟。别名飞虎。归属于手少阳三焦经，为三焦之经穴。在前臂后区，腕背侧远端横纹上4寸，尺骨与桡骨间隙中点。本穴具有调畅气机、清利三焦、调肠通便的作用。可用于治疗三焦气机阻滞之胁肋疼痛、乳汁少、呕吐、泄泻、经闭等诸病证；或治疗大肠传化功能失常之便秘；或治疗三焦火热而致的暴喑、耳鸣、耳聋、目赤肿痛、咽肿、瘰疬等诸病证。

间使　首见于《灵枢·本输》。本穴为手厥阴脉气所行之经穴，君臣佐使相间而行之道路也，故名间使。别名鬼路、鬼营。归属于手厥阴心包经，为心包经之经穴。在前臂前区，腕掌侧远端横纹上3寸，掌长肌腱与桡侧腕屈肌腱之间。本穴具有理气解郁、通经活络、宁心安神的作用。可用于治疗邪扰心神、心神失养而致的心痛、心悸、癫狂、痫证、脏躁、郁证、烦躁等诸病证；或治疗肝郁气滞而致的胃脘胀痛、呕吐等诸病证；或治疗经脉痹阻而致的肘臂痛、腋肿、掌中热等诸病证。

【透穴功效】

（1）呕吐、泄泻、便秘。
（2）胸胁胀满疼痛、前臂麻木疼痛。
（3）心悸。

【操作方法】

一般多取双侧穴位，施术者对穴位常规消毒后，取用2寸一次性毫针，自支沟向间使直刺，得气后，施以较强的捻转泻法。一般留针30~45分钟，每10分钟行针1次。

【注解】

支沟为三焦经之穴，间使为心包经之穴，二穴运用为表里经透刺。以阳经透向阴经，且二穴均为五输穴之经穴，内外相应，有从阳引阴之意。支沟属于手少阳三焦经，间使属于手厥阴心包经，二穴互为表里，透刺可疏调两经之经气，使三焦气机升降和顺，则吐利、便秘可愈。本二穴透刺早在明代严振所著的《循经考穴编》中就有了文献记载，书中不但记载了支沟透间使的运用，还记载了间使透支沟的临床运用。本二穴在临床可以根据疾病的不同从不同方向透刺。

间使透支沟是透刺疗法的常用经典透穴，二穴透刺主要用于治疗心胸疾病、癫狂、腋肿、疟疾，具有和解表里、宽胸理气、疏经通络、调整阴阳、祛邪截疟的作用，对于治疗疟疾极具特效，是治疗疟疾的经验效法之一。

支沟与间使均是临床重要穴位，二穴透刺增加了刺激强度，具有多方面的作用。下面列举一例笔者用本穴组治疗便秘患者的案例以供参考。患者男性，36岁。出现大便秘结已有半年余。平时性情急躁，因半年前情绪不佳，逐渐便秘，曾服用中西药物治疗未愈，故选择针灸治疗，中医诊断为气秘。即用上述透刺穴组配针刺腹结、太冲治疗，隔日1次，经治疗7次后恢复正常。

十、间使透内关（内关透间使）

【单穴功效】

间使 （见"间使透支沟"）。

内关 首见于《灵枢·经脉》。本穴为心包经别阴入阳之络穴，内连五脏，位于前臂内侧腕横纹上2寸，两筋之间，与外关相对，故名内关。归属于手厥阴心包经，为心包经之络穴，八脉交会穴之一，通于阴维脉。在前臂前区，腕掌侧远端横纹上2寸，掌长肌腱与桡侧腕屈肌腱之间。本穴具有理气宽胸、和胃降逆、宁心安神之效。可用于治疗胃失和降、胃气上逆之胃痛、呕吐、呃逆、嗳气等诸病证；或治疗邪扰心神、心神失养之心痛、心悸、脏躁、郁证、不寐、中风等病证；或治疗痰浊上逆之眩晕、癫狂、痫证、头痛等诸病证；或治疗气机失调、经脉痹阻之胸胁痛、肘臂挛痛等诸病证。

【透穴功效】

（1）心痛、心悸、气短。

（2）失眠、多梦、癫痫、癔症。

（3）心动过缓、心动过速。

【操作方法】

一般取用双侧穴位，施术者对穴位常规消毒后，取用2寸一次性毫针，从间使呈30°角向内关方向透刺，得气后，施以轻度捻转补法。一般留针30~40分钟，每10分钟行针1次。

【注解】

二穴所用为本经透刺疗法，间使透内关为顺经透刺，归属于迎随补泻之法中的顺经而刺，为补法，因此间使透向内关具有补益心气、安神定志的作用。可用于治疗心气虚损而致的心脏疾患及神志疾患。

在临床中根据病情也可以采用内关透间使，此二穴透刺也是临床常用的透穴方法，确实有效。内关透间使为迎随补泻法中的逆经透刺疗法，属于泻法，用之具有活血化瘀、通络止痛的作用，二穴透刺对邪扰心神、心神失养而致的心痛、心悸、癫狂、痫证、脏躁、郁证等疾患均具有特效。临床根据患者的症状特点施以顺经或者逆经而刺。

十一、内关透外关（外关透内关）

【单穴功效】

内关（见"间使透内关"）。

外关　首见于《灵枢·经脉》。本穴为手少阳三焦经之别络，与阳维脉相通，且别走心，主厥阴，穴位在外，与内关相对，为治疗头肢、躯干疾患之要穴，故名。归属于手少阳三焦经，为三焦经之络穴，且为八脉交会穴之一，通于阳维脉。在前臂后区，腕背侧远端横纹上2寸，尺骨与桡骨间隙中点。本穴具有疏风解表、清热利窍、舒筋活络的作用。可用于治疗少阳风热、三焦火热之热病、偏正头痛、眩晕、目赤肿痛、耳鸣、耳聋等诸证；或治疗风邪外袭之风寒、风热感冒；或治疗少阳枢机不利之胸胁胀满、胁痛、腹痛、肠痈、疟疾等诸证；或治疗经脉痹阻之上肢痿痹。

【透穴功效】

（1）心痛、心悸。

（2）癫狂、抽搐、失眠等神志疾病。

（3）反胃、嗳气、呃逆等消化系统疾病。

（4）内踝痛、前臂疼痛及麻木、手指麻木及疼痛。

【操作方法】

取用双侧穴位或一侧穴位，施术者对穴位常规消毒后，取用2寸一次性毫针，自内关穴向外关穴直刺，得气后，施以轻度捻转泻法。一般留针30~45分钟，每10分钟行针1次。

【注解】

内关为手厥阴心包经之穴，外关为手少阳三焦经之穴，二穴合用为表里经透刺。内关透外关是临床常用的透刺穴位，内关为手厥阴心包经之络穴，并为八脉交会穴之一，通于阴维脉，心包由内关直接联系到三焦，沟通表里脏腑，"阴维为病苦心痛"，主治内脏疾患。外关为手少阳三焦经之络穴，也是八脉交会穴之一，通于阳维脉，外关从三焦直接联系到心包，沟通表里脏腑，"阳维为病苦寒热"，主治一切外感寒热之疾。二穴内外相对，穴位距离较近，采用透刺疗法，可一针贯通两穴，连接两经气血，协同两穴功能，疏泄三焦与心包，调理两经之气机，透刺后大大增强了两穴的功效，扩大了治疗范围，是临床重要的透刺穴位。二穴透刺运用最早可见于《循经考穴编》中，此二穴透刺在现代临床文献也有大量的相关运用记载。

在《循经考穴编》中记载了外关透内关的运用方法，此二穴透刺是临床常用的透刺穴位组合，疗效确切，常用于治疗落枕、胁肋痛、四肢筋骨痛、肩周炎、偏头痛、耳鸣、耳聋、手指不得屈伸及麻木、外踝痛及心脏疾患等。如著名医家王乐亭曾记载过"外关透内关，治手腕麻木无力"的临床经验。

总之，不论内关透外关，还是外关透内关皆是临床中常用的透穴方法，二穴内外相对，为表里两经，且皆为本经脉之络穴，又分别是交经八穴之一，透刺二穴扩大了其治疗范围，增强了刺激强度。本二穴透刺一针贯两经，内关通于阴维，外关通于阳维，故可以同时调理手厥阴、手少阳、阴维脉、阳维脉四经之气血，二穴互透运用，简单易行、刺激强烈、应用安全、作用广、疗效高。

下面将笔者用内关透外关所治疗的一例消化系统病案介绍如下，供大家参考。患者女性，44岁。因食用不洁食物而致腹痛、腹泻就诊于某院，经大便常规检查，大便色黄呈水样，白细胞（++），诊断为急性肠胃炎，医生建议输液治疗，患者不愿意输液，故来笔者处就诊。查体见全腹软，略有压痛，无反跳痛。笔者先在委中点刺放血，再用内关透外关，得气后，施以快速捻转手法，每3~5分钟行针1次，同时配合针刺陷谷穴，针刺5分钟后患者自诉腹痛明显缓解，留针30分钟后诸症消失。

十二、内关透郄门（郄门透内关）

【单穴功效】

内关（见"间使透内关"）。

郄门　首见于《针灸甲乙经》。本穴为手厥阴经气血深聚之孔窍，经气出入之门，故名郄门。归属于手厥阴心包经，为本经之郄穴。在前臂前区，腕掌侧远端横纹上5寸，掌长肌腱与桡侧腕屈肌腱之间。本穴具有凉血止血、活血止痛、宁心安神的作用。可用于治疗血热妄行之咯血、呕血、衄血等诸病证；或治疗心脉痹阻之心痛、心悸、胸痛等诸病证；或治疗热扰心神之心烦、癫疾、惊痫等诸病证。

【透穴功效】

（1）胸痛、胸闷、心悸。

（2）乳腺增生。

（3）癫痫、失眠等神志病。

（4）胃痛、呕吐。

（5）咽喉肿痛。

【操作方法】

取用双侧穴位或患侧穴位，施术者对穴位常规消毒后，取用3~4寸一次性毫针，自内关穴30°角向郄门透刺，得气后，施以捻转平补平泻或泻法，使针感向胸部放散为最佳，一般留针30~45分钟，每10分钟行针1次。

【注解】

内关为手厥阴心包经之络穴，郄门为手厥阴心包经之郄穴，二穴相用为本经透刺疗法，且为特定穴的透刺运用，内关透向郄门属于逆经而刺，因此属于迎随补泻法中之泻法，用于治疗心脉痹阻及热扰心神之神志病证。内关长于通心络、宁心神、止痹痛，是治疗心脏病之要穴；郄门善治急证，可治疗胸痹心痛，是治疗心脏急性病证的要穴。二穴透刺能相辅相成、相互为用、相得益彰，加强了清泄心火、通畅心络、理气行血之功效，治疗胸痛、胸闷、心痛、心悸、心烦时效果更佳，是治急性心脏病、重症心脏病的有效透穴组合。

临床也可用郄门透内关，二穴相透刺为顺经而刺，属于迎随补泻法中之补法，因此主要用于治疗心气虚损而致的心痛、心悸、癔症、咯血、前臂疼痛麻木等相关病证。

内关穴功效颇多，临床运用较广，因此内关透郄门也有很多的功效，且作用强大。现举一例笔者用内关透郄门为主穴治疗的病案，供大家参悟本穴组的功效。男性患者，49岁。患者有心绞痛病史6年余，近半个月以来心绞痛频繁发作，左胸呈阵发性压迫样绞痛，几乎每日皆有发作，发作时其疼痛向左肩背放射，服用西药无效，医院建议住院观察，患者因不愿住院，经他人介绍来诊。来诊时在等待就诊时患者突然自觉心前区发作疼痛，伴有胸闷，并有明显的心悸，面色呈苍白色。随即立刻针刺内关透郄门，针刺2分钟后疼痛明显缓解，5分钟后症状完全消失。

十三、外关透支沟（支沟透外关）

【单穴功效】

外关 （见"内关透外关"）。

支沟 （见"间使透支沟"）。

【透穴功效】

（1）热病、感冒。

（2）偏头痛、三叉神经痛。

（3）耳鸣、耳聋、目赤。

（4）胸胁胀满、胁痛。

（5）肩臂酸痛、腰扭伤、落枕。

（6）手指麻木。

【操作方法】

一般取用双侧穴位或患侧穴位，施术者对穴位常规消毒后，取用2寸一次性毫针，自外关穴30°角向支沟方向透刺，得气后，施以捻转泻法，根据所治疾病，使针感向不同方向传导。一般留针30~45分钟，每10分钟行针1次。

【注解】

外关为手少阳三焦经之络穴，且为八脉交会穴之一，通于阳维脉，支沟为手少阳三焦经之经穴，二穴运用为本经透刺疗法，且为同经特定穴的透刺运用。二穴相距甚近，易于操作，且有很强的协同之效，尤其对于治疗三焦经脉痹阻而致的疾病最有特效。二穴相互为用，支沟专司行气，外关能行气开郁、解表退热，有较强的通经活络、疏利三焦、通滞行气的功能，可治疗胸胁胀满、胁肋疼痛、胃肠功能失调、郁闷不舒、急躁易怒等。二穴透刺扩大了穴位治疗范围，增强了原有穴位的功能，实现了精穴疏针的目的。

临床也可以用支沟透外关，此二穴相透刺为逆经透刺疗法，属于迎随补泻法中的泻法，临床可用于治疗三焦邪热引起的发热、暴喑、耳鸣、耳聋、胁肋疼痛等诸症，具有特效作用。

十四、神门透通里（通里透神门）

【单穴功效】

神门　首见于《针灸甲乙经》。心者，君主之官，神明出焉。心藏神，主神，本穴为心脉之输穴，为心气转输出入之门户，故名。别名兑冲、中都、兑骨，归属于手少阴心经，为手少阴心经之原穴、输穴。在腕前区，腕掌侧远端横纹尺侧端，尺侧腕屈肌腱的桡侧缘。本穴具有清心通络、宁心安神的作用。可用于治疗邪气扰心、心神失养之失眠、健忘、惊悸、怔忡、癫狂、痴呆、心痛、心烦、头晕、目眩等病证。

通里　首见于《灵枢·经脉》。通，通达，通畅；里，邻里。本穴为手少阴经的络穴，横通于手太阳经，故名。归属于手少阴心经，为手少阴心经之络穴。在前臂前区，腕掌侧远端横纹上1寸，尺侧腕屈肌腱桡侧缘。本穴具有养心益智、祛风通络、清心安神的作用。可用于治疗邪扰心神、心脉失养之失眠、心悸、怔忡、惊恐、舌强不语、脏躁等诸病证；或治疗风邪袭络之暴喑、头痛、目眩、咽喉肿痛、腕臂痛等诸病证。

【透穴功效】

（1）失眠、多梦、脏躁、癫狂痫、痴呆、健忘。
（2）心悸、心痛、怔忡、心烦。
（3）盗汗。

【操作方法】

一般取用双侧穴位，施术者对穴位常规消毒后，取用1.5寸一次性毫针，自神门以15°角向通里透刺，得气后，施以轻度捻转补法。一般留针30~45分钟，每10分钟行针1次。

【注解】

神门为心经之原穴、输穴，通里为心经之络穴，二穴运用属本经透刺疗法，且为经典的原络配穴法。神门为心经之原穴，有补心气、宁心神、养心血之功；通里为心经之络穴，既能补心气之虚，又能镇静安神，调心脏之虚实。一针不仅透达两穴，还经过阴郄，此三穴均有很强的镇静安神之效，阴郄还有很好的滋阴敛汗之效，三穴相合，作用增强，相互为用，相得益彰，有调心气、宁心神、养心血的作用。本穴组透刺主治虽多，但主要以各种神志病证为主。

临床也可用通里透神门，其操作方法与神门透通里相同。主要用于治疗心悸、怔忡、舌强不语、咽喉肿痛、暴喑等疾病。

十五、阴郄透腕骨

【单穴功效】

阴郄 首见于《备急千金要方》。本穴为手少阴心经之郄穴，故名阴郄。别名少阴。在前臂前区，腕掌侧远端横纹上0.5寸，尺侧腕屈肌腱桡侧缘。本穴具有养血安神、滋阴降火、凉血止血的作用。可用于治疗心阴亏虚、阴虚火旺而致的盗汗、惊悸、心痛、咯血、衄血等诸病证；或治疗心血亏虚之失眠、心悸等诸病证。

腕骨 首见于《灵枢·本输》。本穴位于腕区，第5掌骨底与三角骨之间的赤白肉际凹陷中，故名腕骨。归属手太阳小肠经，为手太阳小肠经之原穴。本穴具有清热散风、清热利湿、舒筋通络的作用。可用于治疗肝胆湿热之胁痛、黄疸；或治疗风热袭表、内热炽盛之头痛、耳鸣、目翳、目流热泪、热病汗不出、疟疾、惊风等诸病证；或经脉痹阻之头项强痛、指挛腕痛诸症。

【透穴功效】

（1）惊悸。

（2）吐血、咯血、鼻出血。

（3）指挛腕痛。

（4）洒洒恶寒（恶风寒时犹如被冷水喷洒在身上）。

【操作方法】

一般取用两侧穴位或患侧穴位，施术者对穴位常规消毒后，取用2寸一次性毫针，直刺阴郄1寸左右，再沿皮向前透向腕骨，得气后，施以平补平泻捻转手法。一般留针30~45分钟，每10分钟行针1次。

【注解】

阴郄为手少阴心经之郄穴，腕骨为手太阳小肠经之原穴，二穴运用为表里经透刺。互为表里的经脉在生理上联系密切，病理上相互影响，在治疗上相互为用，二经同时透刺可以激发两条经脉的经气，可以有效地增强穴位作用功效。二穴透刺早有相关记载，最早文献记载见于严振编著的《循经考穴编》中，书中记载了其临床功用，疗效确实，是近现代临床常用透穴方法之一。

十六、灵道透神门（神门透灵道）

【单穴功效】

灵道　首见于《针灸甲乙经》。本穴属于手少阴心经，心藏神，神化而为灵，故喻心经之气所行之经穴，为心脉之渠道，犹言心灵出入之道路，故名为灵道。归属于手少阴心经，为手少阴心经之经穴。在前臂前区，腕掌侧远端横纹上1.5寸，尺侧腕屈肌腱桡侧缘。本穴具有宁心安神、行气活血、疏经通络的作用。可用于治疗邪扰心神、心神不宁之心悸、怔忡、心痛、悲恐、善笑、瘛疭、暴喑、舌强不语等诸病证；或治疗经脉痹阻之肘臂挛急等诸病证。

神门　（见"神门透通里"）。

【透穴功效】

（1）心痛、心悸、怔忡。

（2）暴喑。

（3）失眠、癫狂痫。

（4）手腕痛。

【操作方法】

一般取用双侧或患侧穴位，施术者对穴位常规消毒后，取用2寸一次性毫针，先直刺灵道0.1寸左右，再沿皮向外透刺神门，以前臂出现酸麻胀感为得气，施以捻转补法。一般留针30~45分钟左右，每10分钟行针1次。

【注解】

灵道为心经之经穴，神门为心经之原穴，二穴为本经透刺疗法。此二穴透刺早有文献记载，最早见于明代严振编著的《循经考穴编》中，书中记载："刺入一分，沿皮向外透神门。主心疼悲悸，瘰疬暴喑，目赤肿不明，手湿痒不仁，肘臂外挛疼痛。"

二穴透刺经过灵道、通里、阴郄、神门，一针贯四穴，四穴均有镇静安神之效，透刺后增强了经络气血的运行，加强了安神镇静之效。二穴透刺为顺经而刺，属于迎随补泻法中的补法，因此具有很强的养心安神的功效。

临床也可用神门透灵道，其操作方法仍为沿皮透刺，二穴透刺为逆经而刺，属于迎随补泻中的泻法，因此主要用于治疗邪扰心神而致的失眠、癔症、癫狂、癫痫、心悸等病证。

十七、阳溪透列缺（列缺透阳溪）

【单穴功效】

阳溪　首见于《灵枢·本输》。本穴位于腕背侧两筋间的凹陷中，该处形似小溪，故名阳溪。别名中魁，归属于手阳明大肠经，为手阳明经之经穴。本穴具有清热散风、通经活络的作用。可用于治疗风热上扰之头痛、目赤肿痛、齿痛、咽喉肿痛、耳鸣、耳聋等诸病证；或治疗局部经络阻滞之臂腕痛、活动不利等病证。

列缺　首见于《灵枢·经脉》。该穴位于桡骨茎突的分裂缺口处，络脉由此别行，故名列缺。别名童玄，归属手太阴肺经，为手太阴肺经之络穴。在前臂，腕掌侧远端横纹上1.5寸，拇短伸肌腱与拇长伸肌腱之间，拇长展肌腱沟的凹陷中。本穴具有宣肺疏风、宣肺止咳、通经活络的作用。可用于治疗风邪外袭之项强、头痛、咽喉肿痛、口眼㖞斜等诸病证；或治疗肺气失宣之咳嗽、气喘等诸病证；或治疗经络痹阻之肩臂痛、手腕疼痛等诸病证。

【透穴功效】

（1）戒烟。

（2）手腕痛。

（3）咳嗽、咽痛。

（4）外感头痛。

【操作方法】

一般取用双侧或患侧穴位，施术者对穴位常规消毒后，取用1.5寸一次性毫针，自阳溪向列缺方向斜刺，得气后，施以平补平泻或泻法，使针感向前臂放射。一般留针30~45分钟。

【注解】

阳溪为手阳明大肠经之经穴，列缺为手太阴肺经之络穴，二穴为表里经透刺疗法，是临床常用透刺组合。二穴均有疏散表邪、解除表证的作用，因此透刺二穴解表邪之证有很好的协同之效，临床主要用于治疗外感所致的咳嗽、咽痛、头痛等病证。二穴都有通经活络之效，并处于手腕部，根据"穴位所在，治疗所在"的理论，二穴透刺对腕痛指挛也有很好的疗效。

此二穴之间有一个经外奇穴，名为甜美穴，专用于治疗戒烟，阳溪透列缺可经过此穴，所以透刺二穴对戒烟也有特效作用，在临床运用较广，疗效确实。

临床中不仅常用阳溪透列缺，也常用列缺透阳溪。阳溪透列缺偏于治疗风热证，列缺透阳溪偏于治疗风寒证，临床应根据患者症状选用相应透刺疗法。

笔者曾用阳溪透列缺为主穴帮助了多例患者戒烟，疗效极为满意，就在写本书过程中还治疗了一例戒烟的患者。患者56岁，有吸烟史30余年，就诊时自诉每日至少吸烟1盒。来诊后即针刺阳溪透列缺，并配用孔最、百会，针刺后第1天仅吸烟5支，共调理3次，已完全戒烟。

十八、列缺透太渊

【单穴功效】

列缺（见"列缺透阳溪"）。

太渊　首见于《灵枢·本输》。本穴在脉之寸口，是脉气深入留注所会之处，博大而深，通于百脉，犹水流之交汇也，故名太渊。别名太泉、鬼心。归属于手太阴肺经，为手太阴肺经之输穴、原穴，并为八会脉之脉会。在腕前区，桡骨茎突与舟状骨之间，拇长展肌腱尺侧凹陷中。本穴具有补益肺气、调理肺脏、祛风通络的作用。可用于治疗肺气虚弱之咳嗽、哮喘、胸痛、无脉症等诸病证；或治疗肺失宣降、邪气壅肺之咽喉肿痛、胸痛、咯血、呕血等诸病证；

或治疗经络不通之腕臂痛、掌中热、缺盆中痛等诸病证。

【透穴功效】

（1）外感咳嗽、咳痰。

（2）小便不利（咳而遗尿）、癃闭。

【操作方法】

一般取用双侧穴位，施术者对穴位常规消毒后，取用2寸一次性毫针，自列缺沿皮透向太渊，得气后，施以平补平泻捻转手法。一般留针30~45分钟，每10分钟行针1次。

【注解】

列缺为手太阴肺经之络穴，太渊为手太阴肺经之原穴，二穴为本经透刺疗法，且为本经之原络配穴法，是临床常用的透穴。二穴透刺运用最早见于严振所著的《循经考穴编》中，书中记载："痰饮咳嗽，卧针沿皮向下，透太渊。"这是二穴最早的透穴运用记载。列缺为手太阴肺经之络穴，通于手阳明大肠，大肠主传导，肺经实则应泻大肠，故肺气壅遏的标实证就可以针刺列缺以达上宣下泻之功。太渊为原穴，善于调补肺气，透之可增强宣肺降气之效，加大发汗解表之力，使外邪从皮毛而出。

列缺还是八脉交会穴之一，通于任脉，任脉起于小腹，太渊为肺的原穴，若因肺气不足，不能固约膀胱，导致剧烈运动后遗尿或咳而遗尿者，用此二穴透刺，疗效极佳。

十九、养老透通里

【单穴功效】

养老 首见于《针灸甲乙经》。凡用本穴，补多泻少，又宜多灸。在治疗上，针以补之，灸以温之，犹衣锦食肉也，故名。归属于手太阳小肠经，为手太阳经之郄穴。在前臂后区，腕背侧远端横纹上1寸，尺骨头桡侧凹陷中。本穴具有散风明目、舒筋活络的作用。可用于治疗外感风邪之目视不明、肩背肘臂痛等诸病证；或治疗经脉痹阻之落枕、急性腰痛等诸病证。

通里 （见"神门透通里"）。

【透穴功效】

（1）月经不调、闭经。

（2）脏躁。

（3）心悸、失音。

【操作方法】

一般取用双侧穴位，施术者对穴位常规消毒后，取用2寸一次性毫针，先直刺入养老0.5寸，得气后，再将针斜向通里透刺，使针感向腕后放射即可。一般留针30~45分钟，每10分钟行针1次。

【注解】

养老为手太阳小肠经之郄穴，通里为手少阴心经之络穴，二穴运用为表里两经透刺。二穴透刺疗法可见于当代著名针灸医家冯润身的临床运用报告。养老透通里，一阴一阳，一前一后，一表一里，透刺二穴能够阴阳同调，表里同治，具有活血通经，安神宁心，滋阴退热的作用。所以对于情志郁结、阴血不足之月经不调、脏躁、心悸等均有极佳的疗效。

二十、后溪透劳宫

【单穴功效】

后溪　首见于《灵枢·本输》。本穴在手小指外侧，第5掌指关节后凹陷处，握拳时，穴处肉起如山峰，按之似小溪之渠，故名后溪。归属于手太阳小肠经，为手太阳小肠经之输穴，且为八脉交会穴之一，通于督脉。在第5掌指关节尺侧近端赤白肉际凹陷中。本穴具有通督镇静、舒筋解痉、解表清热、祛邪截疟的作用。可用于治疗风热外袭、火热上扰之耳鸣、耳聋、目赤、目眩、咽喉肿痛、鼻衄、癫痫、狂证、疟疾等诸病证；或治疗经脉痹阻而致的头项强痛、肩胛痛、肘臂痛、手指挛急等诸病证；或治疗疟疾等诸病证。

劳宫　首见于《灵枢·本输》。因手为劳动器官，本穴位于手掌中央，故名劳宫。别名五里、掌中、鬼窟、鬼络，归属于手厥阴心包经，为心包经之荥穴。在掌区，横平第3掌指关节近端，第2、第3掌骨之间偏于第3掌骨。本穴具有清心开窍、泻火安神、降逆止呕的作用。可用于治疗心经火热、胃火炽盛而致的心痛、口疮、口臭、鼻衄等诸病证；或治疗窍闭神昏之癫狂、中风、中暑等诸病证；或治疗胃气上逆之呕吐诸证。

【透穴功效】

（1）癫狂。

（2）肘臂挛急、闪腰岔气、落枕。

（3）面肌痉挛。

（4）眼疾。

【操作方法】

取双侧或患侧穴位，施术者对穴位常规消毒后，微握拳，取用3寸一次性毫针，由后溪穴向手心方向透刺至劳宫穴，一般施以较强的捻转泻法，以患者能耐受为度。一般留针30~45分钟，每10分钟行针1次。

【注解】

后溪为手太阳小肠经之输穴，劳宫为手厥阴心包经之荥穴，二穴透刺运用为非表里关系阴阳经透刺疗法。后溪穴为输穴，又为八脉交会穴，通于督脉。"输主体重节痛"，所以后溪可以治疗手太阳小肠经、足太阳膀胱经及督脉上的疼痛，后溪通于督脉故能镇静安神；劳宫穴为手厥阴心包经之荥穴，具有清心开窍，凉血止痛的功效。当后溪透刺至劳宫时增强了其镇静安神之效，有调畅气机，行气活血，通经活络之功。二穴合用相辅相成，有协同增强的作用，故治疗上述诸病证具有特效。

笔者在临床中运用后溪较广，后溪治效颇多，功效强大，若与他穴配用作用更强，下面将笔者用后溪透劳宫所治疗面肌痉挛的病案介绍如下，供大家参阅。患者男性，65岁，左侧面部抽动1年余，时时发作，当紧张、劳累或者寒冷时均会诱发或加重，发作时见面部发紧，左眼睑上下抽搐，嘴角连续向左歪斜抽动。来诊后先于患侧针刺后溪透劳宫，针刺深度为2寸左右，得气后，施以较强的捻转及提插手法，使患者有强烈的针感，当第1次施以手法后抽搐立止，每隔10分钟行针1次，留针30分钟，第2日复诊时已明显缓解，后加用合谷、太冲、百会、血海，共治疗5次痊愈。

二十一、合谷透劳宫

【单穴功效】

合谷　首见于《灵枢·本输》。本穴在太阴、阳明两经交错，可以开合，开则凹陷，合则凸起，故名合谷。又名虎口，归属于手阳明大肠经。在手背，第2掌骨桡侧的中点。本穴具有疏风解表、清热开窍、镇痛安神、疏经通络、调经催产的作用。可用于治疗风邪外袭之发热、头痛、咳嗽、颈项痛、鼻塞、面肿、面瘫等诸病证；或治疗气血瘀滞所致的月经不调、闭经、滞产等诸病证；或治疗阳明火热上攻之目赤肿痛、鼻渊、鼻衄、咽喉肿痛、失音、齿痛、疰腮等诸病证；或治疗筋脉失养脉络瘀阻之上肢疼痛、痿痹等诸病证。

劳宫（见"后溪透劳宫"）。

【透穴功效】

（1）手指拘挛不伸。

（2）呃逆、呕吐。

（3）失眠、多梦、癔症。

（4）心痛、胃痛。

（5）手掌痒、裂口。

【操作方法】

一般多取用患侧或双侧穴位，施术者对穴位常规消毒，取用3寸一次性毫针，先迅速刺入合谷穴皮下，再向劳宫穴方向斜刺，透达至劳宫穴，得气后，施以捻转泻法。一般留针30~45分钟，每10分钟行针1次。

【注解】

合谷为手阳明大肠经之原穴，劳宫为手厥阴心包经之荥穴，二穴运用为非表里关系阴阳经透刺疗法。合谷为原穴，原穴为气血充盛之处，阳明为多气多血之经，具有调和气血，通经活络，行气开窍，疏风解表，清热退热，镇静安神之效；劳宫为荥穴，在五行中属火，具有清心火、安心神、清湿热、凉血息风之功。二穴配伍，相得益彰，其效更著，能起到通经活络，清心降火，镇静安神，调气行血的作用，常用于治疗心火旺，心神不宁，痰火蒙蔽心神而致的上述诸病证，临床运用可有显著的疗效。

合谷穴是全身要穴、大穴，被称为"四总穴"之一，有广泛的治疗作用。当合谷透劳宫后可有相应的特效作用，现将笔者用合谷透劳宫治疗癔症的病案介绍如下，供大家参悟。一女性患者，27岁。1个月前因感情纠纷而致精神障碍，自我感觉烦躁不安，胸闷胸痛，叹息频频，时而悲伤啼哭不止，时而嬉笑无常。检查可见舌尖红，苔白腻，脉弦滑。患者因情志抑郁，气郁生痰，上蒙清窍，神明被扰导致本病。笔者以此穴组透刺，配膻中、内关、太冲，针刺10分钟后患者即感心情舒畅，言谈正常，隔日针刺治疗1次，共治疗3次，诸症消失。

二十二、阳池透大陵

【单穴功效】

阳池 首见于《灵枢·本输》。本穴在腕背横纹阳侧凹陷中，承中渚之气而停留之，故名为阳池。别名别阳，归属于手少阳三焦经，为本经之原穴。在腕后区，腕背侧远端横纹上，指伸肌腱的尺侧缘凹陷中。本穴具有疏风散热、和解少阳、舒筋活络的作用。可用于治疗少阳风热而致的耳鸣、耳聋、偏头痛、喉痹等诸病证；或治疗经脉痹阻而致的肩臂痛、手臂拘挛、手腕痛、手腕下垂等诸病证。

大陵 （见"阳池透大陵"）。

【透穴功效】

（1）消渴。

（2）手腕痛、手腕下垂、手腕无力。

（3）烦闷。

【操作方法】

一般取患侧或双侧穴位，施术者对穴位常规消毒后，取用2寸一次性毫针，自阳池穴向大陵穴垂直透刺，直至在大陵穴感知到针尖为度。得气后，施以捻转平补平泻或泻法。一般留针30~45分钟，每10分钟行针1次。

【注解】

阳池为手少阳三焦经之原穴，大陵为心包经之原穴，二经为表里两经，且均为原穴，二穴合用为表里经透刺疗法。二穴一外一内，一阳一阴，一表一里，内外相应，表里同治，相互协调，相得益彰。二穴同为原穴，是经典的原原配穴之法，针刺原穴具有调整脏腑虚实的作用，二穴透刺增强了其作用强度，有通经活络，调补气血，舒筋利节的功效，对上述诸病证都具有特效。

二十三、阳池透养老

【单穴功效】

阳池 （见"阳池透大陵"）。
养老 （见"养老透通里"）。

【透穴功效】

（1）消渴病。

（2）踝关节扭伤。

【操作方法】

一般多取用健侧或双侧穴位，施术者对穴位常规消毒后，取用2寸一次性毫针，迅速刺入阳池穴皮下，再向养老穴方向斜刺，得气后，施以捻转泻法或平补平泻法。一般留针30~45分钟。

【注解】

阳池为手少阳三焦经之原穴，养老穴为手太阳小肠经之郄穴，二穴合用为邻近同性经透刺疗法。二穴相距甚近，均为阳经穴，二穴透刺具有较好的疏通经脉、沟通经络的作用。

踝关节损伤是最常见的关节损伤，尤其是外踝关节，外踝所在的经络有足太阳与足少阳经脉，根据同名经同气相求的原理，可取用手太阳、手少阳经脉之穴，治疗关节损伤具有特效，一般外踝损伤压痛反应点就在阳池穴与养老穴周围，因此阳池透养老治疗外踝扭伤具有特效。二穴透刺加强了通经活络之效。

阳池是治疗消渴病的常用要穴，养老穴是治疗消渴病的经验效穴，二穴透刺起到了清热通络、益阴增液的功效，故对消渴病有显著的疗效，是消渴病的特效用穴。对于早期轻证的消渴病患者，仅用本穴组就有很好的调理功效，笔者在临床以本穴组为主治疗了多例早期轻中度消渴病患者，效果很好。笔者所调治的一名患者，男性，57岁，患消渴病1年有余，血糖波动在6.5~9.0mmol/L左右，每周用本穴组调理3次，共治疗20余次，之后血糖一直维持在正常范围。

二十四、三间透后溪（后溪透三间）

【单穴功效】

三间 首见于《灵枢·本输》。手食指共3节，以本穴为间隔，本穴在食指中间凹陷中，是手阳明大肠经的第3个穴位，故名三间。别名少谷，归属手阳明大肠经，为本经之输穴。在手背，第2掌指关节桡侧近端凹陷中。本穴具有清泄胃肠、通经利节的作用。可用于治疗大肠实热而致的咽痛、齿痛、目痛等诸病证；或治疗胃肠湿热之腹痛、肠鸣、泄泻等诸病证；或治疗经脉痹阻之手指红肿、疼痛。

后溪 （见"后溪透劳宫"）。

【透穴功效】

（1）手指拘挛不伸。

（2）牙痛。

（3）三叉神经痛。

（4）喉痹。

【操作方法】

一般多取用患侧或双侧穴位，施术者对穴位常规消毒后，用3寸一次性毫针，自三间穴垂直刺入后溪穴，得气后，施以提插捻转泻法，使掌心有酸胀感，一般留针30~45分钟，每10分钟行针1次。

【注解】

三间为手阳明大肠经之输穴，后溪为手太阳小肠经之输穴，两条经脉均为阳经，二穴合用为邻近同性经透刺疗法。二穴均为输穴，"输主体重节"，故本穴对痛证作用强。手阳明大肠经入于下牙中，上于面部，手太阳小肠经也上于面部。手阳明、手太阳经均经过咽喉，过面部。手阳明大肠经脉病候言"口干，鼽衄，喉痹"，手太阳经脉病候言"嗌痛，颔肿"，二经均能治疗咽喉疼痛。故三间透后溪可以治疗牙痛、三叉神经痛、咽喉痛，均具有特效。

三间为手阳明之输穴，有治疗身体关节屈伸不利、疼痛的作用，尤其是对于治疗手指、腕关节屈伸不利者效果极佳。后溪为手太阳小肠经之输穴，在《太平圣惠方》中云："肘臂腕重难屈伸，五指尽痛，不可掣。"后溪还是八脉交会穴，通于督脉，故阳明经之三间透向后溪，有疏通督脉经气、行气通络、调和气血的作用，用长针透刺时扩大了刺激面积，增加了针刺强度，使针感易于扩散传导，所以能有效地缓解痉挛状态，降低肌张力，促进手运动功能的恢复。笔者以此穴组为主穴治疗因中风后遗症而致的手指拘挛不伸患者，均取得了显著疗效，在针刺后均可以使手指即刻伸开，多数患者针刺施以手法后，手指痉挛即可缓解。现列举笔者所治一病案，患者女性，54岁。左侧肢体瘫痪已有半年余，手指拘急，下肢强直。检查见左侧上肢肌力三级，肌张力增高，右下肢肌力四级，肌张力增高，脉缓苔薄。当针刺三间透后溪，施以手法后，约30秒钟，手指痉挛就已解除，针刺后能够维持2个小时。

临床也常用后溪透三间，其操作方法与三间透后溪基本相同，二穴透刺主要用于治疗落枕、面痛及手指拘挛不伸等疾病。

二十五、合谷透后溪（后溪透合谷）

【单穴功效】

合谷（见"合谷透劳宫"）。

后溪（见"后溪透劳宫"）。

【透穴功效】

（1）高热、疟疾。

（2）阴虚盗汗。

（3）急性腰扭伤。

（4）癫痫。

（5）项强、落枕、肩臂疼痛、手指麻木及震颤。

（6）中风后遗症如手指拘挛及手指屈伸不利。

（7）牙痛、目赤、三叉神经痛、头痛。

（8）鹅掌风。

【操作方法】

一般多取用健侧或双侧穴位，患者摆正姿势，施术者对穴位常规消毒后，取用3寸一次性毫针，自合谷穴进针直刺，向后溪穴方向进针，直至皮下可触及针尖，得气后，根据病证施以泻法或平补平泻手法，根据治疗的疾病确定留针时间。

【注解】

合谷为手阳明经之穴，后溪为手太阳经之穴，二穴运用为同性经透刺疗法。后溪又为八脉交会穴之一，通于督脉。合谷透后溪可以治疗多种疾病。合谷为大肠经之原穴，肺与大肠相表里，故能清散肺热，《扁鹊神应针灸玉龙经》中言："合谷名虎口，两指歧骨间。头疼并面肿，疟疾病诸般，热病汗不出。"本穴能发表解热，疏散风邪。后溪为手太阳小肠经之输穴，太阳主表，所以合谷透后溪既能治疗实热证及疟疾，又能治疗阴虚盗汗之证。

合谷穴具有很强的开泄作用，所以止痛作用甚强，为止痛的要穴，能治疗全身多种疼痛；后溪为输穴，"输主体重节痛"，又通于督脉，不仅能治疗手太阳小肠经经脉之疼痛，而且能治疗督脉循行部位的疼痛。二穴透刺，调气行血，通经止痛，对牙痛、三叉神经痛、急性腰扭伤、颈项痛、肩臂疼痛皆有显著疗效。

合谷具有很好的镇惊之效，可以治疗多种神志病，后溪通于督脉，督脉入脑，故也有很强的镇静、镇定、止痉的作用，二穴透刺运用加强了其镇静安神之效，是止痉的要穴组合，对痉挛、抽搐、癫痫均有佳效。

阳主动，中风后手指拘挛不伸，为脉络瘀阻，经气不通，阴急阳缓所致。阳明经气血最盛，而合谷为手阳明之原穴，是脏腑原气经过和留止的腧穴。督脉为阳脉之海，总督六阳经，对全身阳经经气有统率、督促的作用，而后溪为手太阳之输穴，是经气渐盛，由此注彼的部位，即"所注为输"，同时又是八脉交会穴之一，通于督脉，督脉入脑，故针刺合谷透后溪，一针达两穴，贯通手之三阴三阳，具有泄阴补阳，激发阳气，沟通表里，调节阴阳平衡，行气活血，调和气血，醒神开窍，疏经通络，滑利关节之功效，可以缓解手指拘挛。

临床上不仅广泛运用合谷透后溪，还用后溪透合谷，可用于治疗颈椎病、落枕、肩背痛、腰痛、急性腰扭伤、头痛、痉挛、抽搐等疾病，其操作方法与合谷透后溪相同。

二十六、阳谷透腕骨（腕骨透阳谷）

【单穴功效】

阳谷　首见于《灵枢·本输》。本穴位于手外侧腕中，肌肉着骨之凹陷处，外为阳，肌肉交会凹陷如谷，故名阳谷。归属于手太阳小肠经，为手太阳小肠经之经穴。本穴具有清热泻火、息风开窍、舒筋通络的作用。可用于治疗风热外袭之目赤肿痛、头眩、齿痛、颈颔肿、耳鸣、耳聋等诸病证；或治疗热盛风动之癫狂痫诸病证；或治疗经脉痹阻之手腕痛、臂外侧痛等诸病证。

腕骨　（见"阴郄透腕骨"）。

【透穴功效】

（1）癫狂、头痛、抽风。

（2）热病。

（3）耳鸣、耳聋、牙痛。

（4）手腕痛。

【操作方法】

一般多取用患侧或双侧穴位，施术者对穴位常规消毒后，取用2寸一次性毫针，迅速刺入阳谷穴0.2寸，然后向腕骨穴透刺，得气后，施以提插捻转泻法。一般留针30~45分钟，每10分钟行针1次。

【注解】

阳谷为手太阳小肠经之经穴，腕骨为手太阳小肠经之原穴，二穴合用为本经透刺疗法。二穴均有清热泻火，舒筋通络的作用，二穴互为毗邻，作用协同，相合而用，直达病所。二穴透刺早在明代严振所著的《循经考穴编》中就有记载，之后广泛运用于临床，是常用透穴组合。

临床不仅用阳谷透腕骨，也可用腕骨透阳谷，二者操作方法基本相同。主要用于治疗头项强痛，腰腿疼痛，热病，疟疾，指腕挛痛等疾病。

二十七、中渚透少府（少府透中渚）

【单穴功效】

中渚 首见于《灵枢·本输》。中，中间之意；渚，指水中小块陆地。本穴为手少阳三焦经之输穴，且位居手掌两骨之间，脉气至此输注留连，其势较缓，如江中逢洲，故名。别名下都，归属于手少阳三焦经。在手背，第4、第5掌骨间，第4掌指关节近端凹陷中。本穴具有清热泻火、通经活络的作用。可用于治疗风热外袭、火邪上扰之耳鸣、耳聋、头痛、目眩、目赤肿痛、目翳、咽喉肿痛等诸病证；或治疗少阳经气不利之颈项痛、肩背痛、肘臂酸痛、手指屈伸不利等诸病证。

少府 首见于《针灸甲乙经》。少，指手少阴心经；府，钱财文书之藏地也，引申为聚集之意。因喻本穴为手少阴脉气汇聚之处，故名少府。归属于手少阴心经，为手少阴心经之荥火穴。在手掌，横平第5掌指关节近端，第4、第5掌骨之间。本穴具有清心泻火、通络止痛的作用。可用于治疗热扰心神、心脉痹阻之善笑、悲恐善惊、癫症、心痛、心悸、怔忡等诸病证；或治疗心火炽盛、下焦不利之遗尿、癃闭、小便不利、阴痒、阴肿等诸病证；或治疗经络痹阻之腕痛指挛、掌中热等诸证。

【透穴功效】

（1）心痛、心悸、胸痛。

（2）头痛、耳鸣、耳聋。

（3）肩背痛、手指痛。

【操作方法】

一般取双侧穴位或患侧取穴，施术者对穴位常规消毒后，取用一次性2寸毫针，用左手拇指指甲固定中渚穴处皮肤，中指置于少府穴处，拇指与中指对捏，右手持针迅速刺入皮下，直针刺入少府，食指感知针尖透达，得气后，施以较强的捻转泻法，一般留针30分钟，每10分钟行针1次。

【注解】

中渚为三焦经之输穴，少府为手少阴之荥穴，二穴相配为非表里关系之阴阳经透刺疗法。中渚为三焦经之输穴，且为本经之母穴，三焦虚则补之，针刺本穴可以通调三焦气机，补益脾肾阳气，三焦实则泻之，针刺可以降心下逆气，清营分邪热。少府为手少阴心经之荥穴，补之养血安神、补益心气，泻之则清心降火、宽胸宣痹。二穴内外相对，一阴一阳，一输一荥，有较强的疏通经脉、调整经络的作用。透刺二穴可以相火助君火，能通阳理气，宣畅气机。瘀血得阳气温煦而易化，郁滞随气机通利而易解，气为血之帅，血随气行，经脉得通，气机调畅，疏调心气，理气止痛。故治疗上述诸病证均有效果。

临床不仅用中渚透少府，而且也常用少府透中渚，操作方法同中渚透少府。主要用于治疗心悸、胸痛、小指挛痛、小便不利、遗尿、阴痒等疾病。

二十八、液门透中渚

【单穴功效】

液门 首见于《灵枢·本输》。本穴为三焦经之荥水穴，三焦者，决渎之官，水道出焉。脉气由此输注，为水气出入之门，故名液门。别名腋门、掖门，归属于手少阳三焦经。在手背，第4、第5指间，指蹼缘上方赤白肉际凹陷中。本穴具有清热泻火、疏利三焦、通经止痛的作用。可用于治疗上焦风热之耳鸣、耳聋、耳痛、目赤、喉痹、头痛等诸病证；或治疗经脉痹阻之颈肩痛、手臂痛等病证。

中渚 （见"中渚透少府"）。

【透穴功效】

（1）落枕，颈椎病、肩背痛。

（2）感冒、高热、热病汗不出、偏头痛。

（3）耳鸣、耳聋、牙痛、咽喉肿痛、目赤肿痛。

【操作方法】

一般多取用健侧或双侧穴位，嘱患者俯掌，自然握拳，施术者对穴位常规消毒后，取用2寸一次性毫针，避开浅静脉，从液门穴顺着掌骨间隙向中渚穴透刺，使针感沿着腕背、肘臂向上传导，施以捻转泻法。一般留针30~45分钟，每10分钟行针1次。

【注解】

液门穴为三焦之荥穴，中渚穴为三焦之输穴，二穴合用为本经透刺疗法。二穴透刺在临床运用较广，是针灸临床重要透穴之一，二穴透刺效果极佳，具有用穴精简、作用广泛、针感明显、取穴方便、操作简单、应用安全、获效迅速等诸多优势特点。液门、中渚二穴相距甚近，一为荥穴，一为输穴，根据《灵枢·邪气脏腑病形》中"荥输治外经"的应用原理，二穴透刺可对三焦经脉循行部位上的疾患，以及因三焦火热循经上扰导致的疾病均具有特效。采用透刺疗法，一针贯二穴，同刺荥与输，加强了此二穴通少阳、疏三焦、行气机、泻实火、调水道的强大功效。在此列举一例液门透中渚的病案供大家参考。

笔者所治一位男性患者，29岁。在工作时不慎伤及颈部，伤后感觉颈部疼痛不适，未在意，1个小时后症状明显加重，服用药物及按摩治疗未见效果，来笔者处就诊。检查见颈项强直，头向右转即引发疼痛，左侧颈肩部有压痛。即按上法针刺治疗，针刺2~3分钟后即能左右活动，压痛部位消失。

第五章 下肢部常用透穴

一、居髎透环跳

【单穴功效】

居髎 首见于《针灸甲乙经》。当人蹲坐时，此穴处凹陷洼下，以其居而成髎，故名居髎。归属于足少阳胆经，为足少胆经与阳跷脉之交会穴。在臀部，髂前上棘与股骨大转子最凸点连线的中点处。本穴具有通经活络、散寒调经的作用。可用于治疗经脉痹阻之腰腿痹痛、下肢瘫痪、足痿等诸病证；或治疗寒凝胞宫之月经不调、带下等诸病证。

环跳 首见于《针灸甲乙经》。环，弯曲；跳，跃起。环跳，必须弯身环腿方可便于跳跃。针之能使腿部痿痹不能伸屈跳跃者，跳跃如常，故名环跳。别名环谷、髋骨、髀枢，归属于足少阳胆经，为足少阳胆经与足太阳经之交会穴。在臀区，股骨大转子最凸点与骶管裂孔连线的外1/3与内2/3交点处。本穴具有通经活络、祛风除湿、温经散寒的作用。可用于治疗经脉痹阻之腰胯痛、下肢痿痹、半身不遂、遍身风疹、脚气、水肿等病证；或治疗寒湿、湿热下注而致的痔疮、带下等诸病证。

【透穴功效】

用于下肢痿痹的治疗。

【操作方法】

一般多取患侧穴位，嘱患者侧卧位，患侧在上，施术者对穴位常规消毒后，取用4寸一次性毫针，自居髎穴45°角斜刺进针，向环跳穴方向透刺，施以较强的捻转提插泻法，使针感向下肢方向传导。不留针或者留针20~30分钟。

【注解】

居髎穴为足少胆经穴位，环跳穴也是足少阳胆经穴位，二穴合用为本经透刺疗法。居髎穴与环跳穴配用早在《扁鹊神应针灸玉龙经》中已有相关记载，"环跳能治腿股风，居髎二穴认真攻，委中毒血更出尽，愈见医科神圣功"。歌赋中所言的腿股风与西医学中的坐骨神经痛相符，二穴运用确实有效，居髎穴是胆经与阳跷脉之交会穴，环跳穴是胆经与足太阳经之交会穴，二穴运用，可以通达三经，阳跷脉与肢体活动有重要的关系，坐骨神经痛主要在足太阳与足少阳经脉，所以透刺二穴可以治疗下肢痿痹。二穴透刺运用，扩大了刺激范围，增大了刺激强度，有很好的通经活络之效。如笔者所治疗的一例患者，男性，38岁，左侧臀部至小腿外侧疼痛10余天，疼痛剧烈，尤以臀部为重，肢体难以活动，笔者用本穴组透刺，经较强的提插手法得气后出针，出针后疼痛明显缓解。

二、梁丘透阴市（阴市透梁丘）

【单穴功效】

梁丘　首见于《针灸甲乙经》。本穴在膝盖上方，犹如山梁之上，故名梁丘。归属于足阳明胃经，为足阳明胃经之郄穴。在股前区，髌底上2寸，股外侧肌与股直肌腱之间。本穴具有理气导滞、和胃止痛、通经活络之效。用于治疗饮食所伤之腹痛、胀满、呕吐、泄泻等病证；或治疗由各种原因而导致的急性胃痛；或治疗经脉痹阻而致的膝肿、痉挛、下肢不遂等诸病证。

阴市　首见于《针灸甲乙经》。本穴主治多为诸阴寒疾患，犹善治诸阴病之市集也，故名阴市。别名阴鼎，归属于足阳明胃经。在股前区，髌底上3寸，股直肌肌腱外侧缘。本穴具有除湿通络、温经散寒之效。可用于治疗寒凝经脉之膝冷无力、腰痛、下肢不遂、疝气、腹痛等诸病证；或治疗寒湿痹阻之腹胀、水肿、脚气、腰腿痛等诸病证。

【透穴功效】

（1）急性胃痛。

（2）膝痛、下肢冷痛。

（3）急性乳腺炎。

（4）胆道蛔虫病。

（5）血尿。

【操作方法】

一般多取用健侧或双侧穴位，施术者对穴位常规消毒后，取用2寸一次性毫针，自梁丘穴60°角向阴市穴方向透刺，得气后，根据病证施以捻转泻法或补法。一般留针30~45分钟，每10分钟行针1次。

【注解】

梁丘与阴市均为足阳明胃经之穴，二穴运用为本经透刺疗法。二穴同经相邻，透刺二穴具有通经接气、循经感传的作用。足阳明胃经多气多血，二穴合用有温经散寒，调理气血的作用，故对膝痛、下肢冷痛有较好的疗效。

二穴均为足阳明胃经之穴，具有调理胃腑的作用，梁丘为足阳明胃经之郄穴，郄穴善治痛证，从梁丘透向阴市，不但能增强其通经止痛的作用，还可以祛除寒湿。

临床不仅用梁丘透阴市，而且也常用阴市透梁丘，操作时从阴市循经向下沿皮透刺至梁丘。可以治疗膝髌肿痛、下肢痿痹冷痛、腹痛、疝气等疾病。

三、梁丘透血海（血海透梁丘）

【单穴功效】

梁丘（见"梁丘透阴市"）。

血海 首见于《针灸甲乙经》。本穴为足太阴经气所发。海，水之归也，气血归聚之海。犹言治血证之渊海，为妇人调经之要穴，脾统血，以其用得名。别名百虫窠，归属于足太阴脾经。在股前区，髌底内侧端上2寸，股内侧肌隆起处。本穴具有统血养血、活血理血、疏经通络之效。可用于治疗血瘀、血热之痛经、月经不调、闭经、崩漏等诸病证；或治疗血热蕴于肌肤之瘾疹、湿疹、丹毒等诸病证；或治疗风湿痹阻之腿膝肿痛、下肢不利等诸病证。

【透穴功效】

（1）膝髌肿痛。

（2）胃痛。

（3）痛经。

（4）急性乳腺炎。

（5）血尿。

【操作方法】

一般多取用患侧或双侧穴位，施术者对穴位常规消毒后，取用3寸一次性毫针，自梁丘穴进针向血海穴方向透刺，得气后，根据病证施以平补平泻或泻法。一般留针30~45分钟，每10分钟行针1次。

【注解】

血海为脾经之穴，梁丘为足阳明胃经之郄穴，二穴运用为表里经透刺疗法。脾胃为气血生化之源，足阳明胃经为多气、多血之经，郄穴为气血深聚之处，故针刺二穴能调气活血，通经活络，消肿止痛。二穴对刺，内外相对，表里相应，阴阳同调，气血并治，既能有效地调节局部气血，又能通经活络，所以能治疗穴位部位的膝痛，还能调理胃病、乳腺疾病和痛经，增强了此二穴原有的功效。

在临床中也常用血海透梁丘，血海透梁丘治疗膝痛也具有特效，因此在临床中常常相互透刺。除此之外，血海透梁丘还可以治疗皮肤病、胃痛及多种妇科病证。

四、膝阳关透曲泉（曲泉透膝阳关）

【单穴功效】

膝阳关　首见于《针灸甲乙经》。关，机关也。本穴在膝关节之外侧，阳侧之膝关也，故名膝阳关。别名寒府、关阳、关陵，归属于足少阳胆经。在膝部，股骨外上髁后上缘，股二头肌腱与髂胫束之间的凹陷中。本穴具有舒筋利节、通经活络的作用。可用于治疗经脉痹阻而致的膝髌肿痛、屈伸不利、腘痉挛急、小腿麻木、鹤膝风、脚气等诸病证。

曲泉　首见于《灵枢·本输》。本穴为足厥阴肝经经气所入之合水穴，如水泉，居膝关节屈曲凹陷处，取此穴必须屈曲其膝，故名曲泉。归属于足厥阴肝经，为足厥阴肝经之合穴。在膝部，腘横纹内侧端，半腱肌肌腱内缘凹陷中。本穴具有疏肝活血、清热利湿、舒筋通络的作用。可用于治疗湿热下注而致的小便不利、带下、阴痒、遗精等诸病证；或治疗肝气郁结之月经不调、痛经、少腹痛、疝气、阳痿、头痛、目眩等诸病证；或治疗经脉痹阻之膝髌肿痛、下肢痿痹等诸病证。

【透穴功效】

（1）膝髌肿痛、腘痉挛急、下肢痿痹。

（2）月经不调、遗精、阳痿。

【操作方法】

取用患侧穴位或双侧穴位，患者屈膝，施术者对穴位常规消毒后，取用一次性4寸毫针，自膝阳关以30°角向曲泉穴方向透刺，得气后，施以平补平泻捻转提插手法，使针感向膝关节或下肢方向放射。一般留针30~45分钟，每10分钟行针1次。

【注解】

膝阳关为胆经之穴，曲泉为肝经之穴，二穴合用为表里经透刺疗法。表里两经二穴透刺，既激发了表里两经之经气，又加强了表里两经的联系，改善了局部气血运行。膝阳关有疏风散寒，舒筋活血之效，曲泉为肝经的合穴，肝主筋，能舒筋活络，调理气血。二穴透刺运用对下肢痿痹和膝关节疼痛作用极强。可同时配合内膝眼透犊鼻、犊鼻透内膝眼、阴陵泉透阳陵泉、阳陵泉透阴陵泉一同运用，其效更佳，是局部取穴治疗膝痛的有效方法。

临床也常用曲泉透膝阳关，其操作方法与膝阳关透曲泉基本相同。主要用于治疗膝痛、月经不调、痛经、带下、阴痒等疾病。

五、犊鼻透膝眼（膝眼透犊鼻）

【单穴功效】

犊鼻　首见于《灵枢·本输》。本穴在髌韧带外侧凹陷中，其处形如牛鼻，故名犊鼻。别名外膝眼，归属于足阳明胃经。在膝前区，髌韧带外侧缘凹陷中。本穴具有祛风除湿、通络止痛的作用。用于治疗风寒湿热痹阻经脉之膝关节疼痛、屈伸不利、下肢麻痹、脚气等诸病证。

膝眼　首见于《备急千金要方》。因穴在膝盖骨两旁凹陷中，其处似眼如目，故名膝眼。别名膝目、鬼眼，为下肢部经外奇穴。在膝部，髌韧带内侧缘凹陷中。本穴具有祛风散寒、除湿通痹、强膝通络的作用。可用于治疗风寒湿热痹阻经脉之膝髌肿痛、腿痛、鹤膝风、脚气等诸病证。

【透穴功效】

可用于治疗膝髌肿痛。

【操作方法】

一般多取用患侧穴位，患者屈膝，施术者对穴位常规消毒后，取用一次性2寸毫针，向对侧内膝眼方向透刺，得气后，施以平补平泻捻转手法。一般留针20~30分钟，每5分钟行针1次。

【注解】

犊鼻为足阳明胃经之穴，膝眼为经外奇穴，二穴合用属于异经透刺疗法。二穴在临床又分别称为内、外膝眼穴，其穴分别在膝盖的内外侧，二穴在临床常常相互透刺，能疏通膝盖部之气血，是临床治疗膝关节疾病最常取用的局部穴位，确实有效。此二穴分别在膝关节两侧之凹陷中，为阴阳气血出入聚会之处，也是邪气易袭易居之地，故在此处直接刺之，有祛风散寒，除湿通痹，舒筋利节的作用。

二穴相互透刺对各种膝痛均有治疗作用。若治疗风寒湿痹者，施以温针灸更为有效，笔者在临床经常以此二穴相互透刺治疗风寒湿痹之膝痛，取得佳效，尤其是配用艾灸其效更佳。

笔者在临床治疗膝痛患者时较少在膝关节局部取穴，一般多在远端取穴，如果在局部用针，多是透刺疗法，常互透犊鼻与膝眼、阴陵泉与阳陵泉，再配经外奇穴鹤顶穴、髌中（内外膝眼穴连线中点）施治，有较佳的疗效。

六、阳陵泉透阴陵泉（阴陵泉透阳陵泉）

【单穴功效】

阳陵泉　首见于《灵枢·邪气脏腑病形》。本穴在腿外侧属阳，腓骨小头隆起似陵，其前方凹陷处，脉气所出如泉，如阳侧陵下之深泉，故名阳陵泉。别名阳陵，归属于足少阳胆经，为胆经之合穴，胆腑之下合穴，八会穴之筋会。在小腿外侧，腓骨头前下方凹陷中。本穴具有疏肝解郁、清利肝胆、舒筋活络、通关利节的作用。可用于治疗肝胆湿热、肝气不舒之黄疸、口苦、呕吐、呃逆、胁肋疼痛、腹痛、胃脘痛等诸病证；或治疗筋脉不利之筋急、筋痉、筋缓等经筋病；或治疗经脉痹阻之膝髌肿痛、半身不遂、下肢痿痹等病证。

阴陵泉　首见于《灵枢·本输》。人体内侧为阴，突起曰陵，高处之水源称泉。本穴为脾经之合水穴，在膝下内侧，辅骨下凹陷中，膝突如陵，水出于泉，犹如阴侧陵下之深泉，故名阴陵泉。别名阴陵，归属于足太阴脾经，为足太阴脾经之合穴。在小腿内侧，胫骨内侧髁下缘与胫骨内侧缘之间的凹陷中。本穴具有健脾利水、清热利湿、疏经通络的作用。可用于治疗脾虚健运、水湿内停之水肿、遗尿、腹痛、泄泻、痢疾、黄疸等诸病证；或治疗湿热下注之阴痛、带下、遗精、癃闭、小便不利等诸病证；或治疗经脉痹阻之腿膝肿痛等诸病证。

【透穴功效】

（1）膝痛、肩痛、落枕、痉挛性斜颈、下肢痿痹、腰痛、胸胁痛。

（2）腹胀、腹痛。

（3）小便不利、遗尿。

（3）胆囊炎、胆结石。

【操作方法】

一般多取患侧或双侧穴位，将小腿屈曲45°左右，脚外展约15°，施术者对穴位常规消毒后，取用一次性4寸毫针，从阳陵泉向阴陵泉方向透刺，得气后，行平补平泻或泻法。一般留针30~45分钟，每10分钟行针1次。

【注解】

阳陵泉为足少胆经之合穴，阴陵泉为足太阴脾经之合穴，二穴合用为非表里关系阴阳经透刺。二穴皆为合穴，分别在膝关节外与内，具有内外相应，阴阳同调的作用。二穴自古以来就有相配透穴的记载，早在元代王国瑞所撰的《扁鹊神应针灸玉龙经》中就有记载："膝盖红肿鹤膝风，阳陵二穴亦堪攻，阴陵针透尤收效，红肿全消见异功。"书中又言："阴陵，阳陵除膝肿难熬。"可见二穴同用由来已久，二穴的记载运用皆是用于治疗膝痛，二穴透刺疗法治疗膝痛确有特效，笔者在临床治疗膝痛患者局部取穴时，就常以此二穴互透，再互透犊鼻与膝眼、血海与梁丘，此三穴组互透用之，效果极佳，犊鼻与膝眼互透、血海与梁丘互透前面已论述，可以参考。

阳陵泉透刺阴陵泉，不仅可以治疗膝痛，还有其他较广泛的作用，二穴透刺可起到通经、活络、理气、活血、舒筋之效，既能调理肝脾脏腑疾病，又对筋病有效，是临床治疗筋病及肝脾病的常用透穴。

在临床中不仅常用阳陵泉透阴陵泉，而且也常用阴陵泉透阳陵泉，在明代严振所著的《循经考穴编》中记载："可斜入寸半透阳陵泉，主小便不利，水肿腹满，腰痛、疝痛，遗尿气淋，冷泄霍乱，以及腿膝肿痛，中下部疾，无不治之。"可见阴陵泉透阳陵泉作用广泛，值得临床推广运用。

阴、阳陵泉互透为何有较好的疗效呢？此二穴一内一外，一阴一阳，一水一土，相互制约，相互促进，相互转化。其清热利湿，舒筋活络，消肿止痛之功明显增强，因此透刺二穴有作用广、疗效强的优点。

七、丰隆透漏谷

【单穴功效】

丰隆 首见于《灵枢·经脉》。本穴在肌肉丰满隆起之处，故名丰隆。归属于足阳明胃经，为足阳明胃经之络穴。在小腿外侧，外踝尖上8寸，胫骨前肌的外缘。本穴具有健脾和胃、化痰定喘、清热宁神、疏经活络的作用。可用于治疗痰浊、痰热壅盛之咳嗽、哮喘、胸痛等诸病证；或治疗痰蒙神窍之神昏、癫、狂、痫等诸病证；或治疗痰湿阻滞之胸闷、眩晕、不寐、中风、头痛、呃逆、痞满、便秘等诸病证；或治疗风湿痹阻之下肢痿痹、四肢肿等诸病证。

漏谷 首见于《针灸甲乙经》。因本穴具有渗湿利尿之功，主治湿痹不能行，小便不利，故名漏谷。别名足太阴络，归属于足太阴脾经。在小腿内侧，内踝尖上6寸，胫骨内侧缘后际。本穴具有健脾利湿、疏经通络的作用。可用于治疗脾失健运、水湿不化之水肿、小便不利、腹胀、肠鸣、疝气偏坠、遗精、带下等诸证；或治疗经脉痹阻之腿膝厥冷、麻木不仁、足踝肿痛等诸证。

【透穴功效】

治疗顽固性咳喘、咳痰，喘证、痰多。

【操作方法】

一般取双侧穴位，施术者对穴位常规消毒，取用一次性3寸毫针，左手拇指指切丰隆穴，中指捏定漏谷穴，右手持针刺入丰隆8分深，得气后，使针向漏谷穴透刺，左手中指感知，用平补平泻或泻法捻转手法。一般留针30~45分钟，每10分钟行针1次。

【注解】

丰隆为足阳明胃经之穴，漏谷为足太阴脾经之穴，二穴合用为表里经透刺疗法。哮喘之因，多由痰湿中阻，壅遏气机，肺气不降，胃浊上逆所致。丰隆为胃经之络穴，透刺络穴具有一穴调二经的作用，故有健脾和胃之效，是祛痰、化痰之要穴，在《针灸甲乙经》中丰隆穴被称为"痰会"，是祛痰、化痰第一穴。漏谷性主渗利，能健脾利湿，渗湿利尿，利尿消肿。故针刺丰隆透漏谷，可有健脾利湿，燥湿化痰，降逆畅中之效，二穴配伍治疗咳喘、痰多者疗效尤佳。

八、条口透承山

【单穴功效】

条口 首见于《针灸甲乙经》。本穴与两巨虚同在一条缝隙中，上巨虚在缝隙上端，下巨虚在缝隙下端，本穴正当其中。取此穴时足尖稍上翘，本穴处形成一大条口，故名条口。在小腿外侧，犊鼻下8寸，犊鼻与解溪连线上。归属于足阳明胃经。本穴具有祛风散邪、舒筋活络之效。可用于治疗寒湿阻络、经脉痹阻而致的下肢痿痹冷痛、股膝肿、转筋、足痿、足软、肩背痛、脚气等诸病证；或治疗寒凝中焦之脘腹疼痛、肠疝痛等诸病证。

承山 首见于《针灸甲乙经》。其穴在腓肠肌肌腹之间的凹陷处，腓肠肌肌腹凸起似山，穴在其下，可承之，故名承山。别名肠山、鱼腹、肉桂，归属于足太阳膀胱经。在小腿后区，腓肠肌两肌腹与肌腱交会处。本穴具有舒筋解痉、凉血止血、清热利湿、理肠疗痔的作用。可用于治疗大肠实热、湿热下注之便秘、痔疮、肛裂、脱肛等诸病证；或治疗风寒湿痹阻、经脉不利之腰背痛、肩痛、下肢痿痹、腿痛转筋、脚气等诸病证。

【透穴功效】

（1）五十肩。
（2）霍乱。
（3）下肢痿痹。

【操作方法】

治疗五十肩取健侧穴位，治疗下肢痿痹取患侧穴位，治疗霍乱取双侧穴位，施术者对穴位常规消毒后，将膝关节屈曲90°，取用4寸一次性毫针，自条口穴进针，向承山穴方向透刺，以针感上传至膝下向脚趾放射为度。治疗五十肩时，一边捻针一边让患者活动患侧肩膀。

【注解】

条口穴为足阳明胃经之穴，承山为足太阳膀胱经之穴，二穴合用为邻近同性经透刺疗法。二穴透刺在临床运用较广，主要用于治疗五十肩，确实有效，这是近代针灸医家临床经验的总结，二穴为相邻经穴，斜透法一针透两经，精简了用穴，避免了针刺穴位较多给患者带来的痛苦，免伤卫气。

条口穴为足阳明胃经之穴，阳经阳气较多，在阳经中，阳明经阳气最多，在六阳经中，足阳明胃经为多气多血之经。在《素问·生气通天论篇》中说："阳气者，精则养神，柔则养筋。"五十肩就是因肝肾阴虚、筋失所养、阳明气虚、筋失温煦，出现肩部不荣则痛，活动障碍。条口透达承山不仅增加了针刺的刺激量，使针感更强烈，还增强了疏经调气血的作用，发挥通经活络，调理气血，舒筋解痉的作用，是近代针灸临床治疗五十肩公认之疗效。

如笔者所治的一位患者，女性，54岁，右肩疼痛1年余，并伴有肩部抬举受限，曾用多种方法治疗未效，故来诊。检查发现其右侧肩部活动受限，并压之疼痛，即用本组穴位透刺，针后5分钟疼痛有所缓解，共治疗7次而愈。

九、悬钟透三阴交（三阴交透悬钟）

【单穴功效】

悬钟 首见于《针灸甲乙经》。因本穴在外踝尖上3寸，外踝形似钟，此处如悬钟之象，且在古代小儿常在此处悬带响铃似钟，故名悬钟。别名绝骨，归属于足少阳胆经，为八会穴之髓会。在小腿外侧，外踝尖上3寸，腓骨前缘。本穴具有益髓壮骨、清热利湿，舒筋活络之效。可用于治疗髓海不足之头晕、目眩、颈项强痛、半身不遂、膝腿痛、足痉挛等诸病证；或治疗湿热阻络之脚气、胸腹胀满、胁痛、腋下肿等诸病证。

三阴交 首见于《针灸甲乙经》。交指交会，穴在足太阴、厥阴、少阴三经交会处，故名三阴交。别名承命、太阴、下之三里，归属于足太阴脾经，为足三阴经之交会穴。在小腿内侧，内踝尖上3寸，胫骨内侧缘后际。本穴具有健脾益气、养血活血、滋补肝肾、调和气血、疏经通络的作用。可用于治疗肝肾亏虚之月经不调、痛经、经闭、崩漏、带下、阴挺、不孕、阳痿、遗精、遗尿等诸病证；或治疗脾胃虚弱、健运失司、水湿不化之腹痛、腹胀、肠鸣、泄泻、水肿、小便不利、疝气、脚气等诸病证；或治疗气血虚弱、气滞血瘀之痛经、产后血晕、滞产、恶露不止、头痛、眩晕、失眠等诸病证；或治疗经脉痹阻之足踝痛、下肢痿痹等诸病证。

【透穴功效】

（1）瘫痪、下肢麻木。

（2）落枕、脚痛、膝肿、急性腰扭伤、腰痛。

（3）头晕、偏头痛。

（4）失眠。

（5）妇科诸病。

（6）男科诸病。

（7）小便不利、遗尿、水肿。

（8）腹胀、泄泻、胃热。

【操作方法】

一般多取双侧穴位或患侧穴位，施术者对穴位常规消毒后，取用3寸一次性毫针，对准悬钟穴直刺，透向三阴交，以不透出皮外为度，得气后，根据疾病施以捻转补法、泻法或平补平泻法。一般留针30~45分钟，每10分钟行针1次。

【注解】

悬钟为足少阳胆经之穴，三阴交为足太阴脾经之穴，二穴合用为非表里关系阴阳经透刺。二穴内外相应，一阴一阳，透刺易于操作。悬钟与三阴交二穴配伍运用由来已久，并有相关文献的记载，如《扁鹊神应针灸玉龙经》中记载："取悬钟、三阴交对刺治疗寒湿脚气。"《针灸大成》中载曰："足踝以上病，灸三阴交、绝骨。"《席弘赋》中还应用悬钟、三阴交对刺治疗脚痛、膝肿等。二穴透刺运用记载最早文献可见于明代严振编著的《循经考穴编》中，其记载："横透三阴交，灸可二七壮。主瘫痪，两足不收，寒湿脚气，脑疽，及浑身疮癞，胃热不嗜食，水蛊，伤寒。"

悬钟是八会穴髓之会，在《针灸甲乙经》中记载本穴为足三阳络，即足太阳、足阳明、足少阳三条阳经之络，通达三经，足太阳经入脑，足阳明经多气多血，故悬钟穴有多方面的作用，针刺悬钟可以起到疏肝利胆，祛风止痛，行气通络，益髓壮骨的功效。三阴交为脾、肝、肾三经之交会，所以针刺此穴有健脾和胃，调补肝肾，行气活血，滋阴生津，疏经通络的作用。二穴透刺，具有相辅相成、相互协同之效，悬钟为三阳之络，三阴交为足之三阴交会，二穴透刺可以起到疏调三阳三阴，通达六经，从阳引阴，所以作用相加，功效大大加强，临床取穴少，而治效范围扩大，作用增强，其治效更快。

临床不仅仅常用悬钟透三阴交，而且常用三阴交透悬钟，其操作方法同悬钟透三阴交，二穴透刺是从阴引阳，补虚泻实，相互为用。临床常用于治疗妇科诸证、下肢痿痹及麻木、肠鸣泄泻、腹胀、头晕目眩、水肿、小便不利、遗尿等诸多病证，有很好的功效，值得临床广泛推广运用。

通过以上所述可见本穴组透刺有着广泛的作用，是临床常用的透穴组合，下面列举一例笔者所治病案，感悟本穴组的功效。患者女性，54岁，左枕后部疼痛伴向颞部放射已有3个月余，曾服用多种镇痛药物及维生素等药，一直未见疗效，近半个月以来症状有所加重，呈间歇性发作。患者平时急躁易怒，舌红苔薄，脉弦。诊断为偏头痛（证属少阳经气失司）。以悬钟透刺三阴交配刺双太冲，针刺十余分钟，症状有所改善，起针时症状明显缓解，治疗3次而痊愈。

十、水泉透照海（照海透水泉）

【单穴功效】

水泉　首见于《针灸甲乙经》。本穴为足少阴肾经气血深聚之郄穴，似深处之水源，治证多关乎血、水，故名水泉。归属于足少阴肾经，为足少阴肾经之郄穴。在跟区，太溪直下1寸，跟骨结节内侧凹陷中。本穴具有活血调经、补肾益气、舒筋活络的作用。可用于治疗气血瘀滞、肾气亏虚之月经不调、痛经、经闭、阴挺、二便不利等诸病证；或治疗局部经气不利之足跟痛等诸病证。

照海　首见于《针灸甲乙经》。本穴在足少阴肾经脉气归聚之处，而生发阴跷之脉。因穴处脉气阔大如海，而下有然谷穴相对，穴如火之照于海也，故名。别名阴跷、漏阴，归属足少阴肾经，为八脉交会穴之一，通于阴跷脉。在踝区，内踝尖下1寸，内踝下缘边际凹陷中。本穴具有滋阴泻火、补肾益精、调理跷脉的作用。可用于治疗肾阴亏虚之惊恐不安、痫证夜发、咽喉干痛、暴喑等诸病证；或治疗肾气不足之月经不调、赤白带下、阴挺、阴痒、小便频数、癃闭等诸病证；或治疗跷脉功能失司而致的失眠、嗜睡及足内外翻等诸病证。

【透穴功效】

（1）月经不调、痛经、阴挺。

（2）小便不利。

（3）失眠、癫痫。

【操作方法】

一般多取用双侧穴位，施术者对穴位常规消毒后，取用2寸一次性毫针，自水泉向照海穴平刺，得气后，施以平补平泻捻转手法。一般留针30~45分钟，每10分钟行针1次。

【注解】

水泉与照海均为足少阴肾经之穴，二穴合用为本经透刺疗法。水泉为足少阴肾经之郄穴，郄穴为气血深聚之处，阴经之郄穴善调理血证；照海为足少阴经与跷脉之会，为阴跷所生，善于滋阴。二穴均为肾经之穴，肾主生殖，故二穴透刺能调理妇科疾病中的月经不调，尤其对治疗闭经、痛经作用极佳，其功效非针刺一穴就能达到，可谓是治疗闭经、痛经之有效组合。

临床不仅常用水泉透照海，而且也常用照海透水泉，其操作方法与水泉透照海基本相同。主要用于治疗月经不调、痛经、阴挺、小便不利、足跟痛等疾病。

十一、复溜透跗阳

【单穴功效】

复溜 首见于《灵枢·本输》。足少阴脉气由涌泉经然谷、太溪，下行大钟、水泉，再绕至照海，复从太溪直上而流于本穴，故名。别名伏白、昌阳、外命，归属于足少阴肾经，为足少阴肾经穴，并为肾经之母穴。在小腿内侧，内踝尖上2寸，跟腱的前缘。本穴具有补肾利水、通调水道、滋阴止汗的作用。可用于治疗肾气虚弱、水湿不化之水肿、腹胀、肠鸣、泄泻、腿肿、足痿等诸病证；或治疗阴虚盗汗、阴虚自汗、热病无汗或汗出不止等诸病证。

跗阳 首见于《针灸甲乙经》。足跟骨上方称跗骨，本穴在足外踝上3寸，跗骨之阳侧，足太阳经与足少阳经之间，阳跷脉过此返附其中，三阳相扶，故名跗阳。别名附阳、付阳，归属于足太阳膀胱经，为阳跷脉之郄穴。在小腿后区，昆仑直上3寸，腓骨与跟腱之间。本穴具有散风通络、通经活络的作用。可用于治疗经脉痹阻之腰腿痛、下肢痿痹、外踝肿痛等诸病证；或治疗风寒外袭之头痛、头重等诸病证。

【透穴功效】

（1）水肿、小便不利。

（2）下肢痿痹，腰背痛。

【操作方法】

一般多取用双侧或一侧穴位，施术者对穴位常规消毒后，取用3寸一次性毫针，于复溜穴30°角左右进针，向跗阳穴方向透刺，以不透出皮肤为度，得气后，施以平补平泻捻转手法。一般留针30~45分钟，每10分钟行针1次。

【注解】

复溜为足少阴肾经之穴，跗阳为足太阳膀胱经之穴，二穴合用为表里经透刺疗法。二穴内外相应，表里同调。互为表里的经脉在生理上联系密切，在病理上互相影响，在治疗上相互为用。二穴透刺，可同时激发两条经脉的经气，加强了两经之间的联系，有较强的协调阴阳的作用，因此对于调理脏腑与气血有良好的作用。复溜为足少阴肾经之经穴，并为肾经之母穴，其功善滋阴补肾，行气化水，通调水道，临床主要用于治疗水肿、泄泻、腿肿足痿、盗汗、自汗、热病汗不出等水液类疾病。跗阳为足太阳膀胱经脉气所发，阳跷脉气血深聚之郄穴，功善疏泄，有舒筋活络之功。二穴合用加强了表里两经的沟通，有效地发挥了各穴的有效作用，膀胱经广泛行于后背部及下肢后面，肾经出腘内廉，上股内后廉，贯脊，因此复溜透跗阳，对治疗腰腿痛类疾病有标本兼治的作用。肾主水，膀胱者，"州都之官，津液藏焉"。津液的储存有赖于肾气及膀胱之气的固摄，复溜善治水液之疾，跗阳善疏泄，二穴透刺，能脏腑同调，功效相协，对治疗水肿及小便不利有特效作用。

十二、昆仑透太溪（太溪透昆仑）

【单穴功效】

昆仑　首见于《灵枢·本输》。昆仑原为山名。本穴在外踝之后，外踝高突如山，喻其形容如山，故名昆仑。归属于足太阳膀胱经，为足太阳膀胱经之经穴。在踝区，外踝尖与跟腱之间的凹陷中。本穴具有通经止痛、调和气血、祛风祛湿的作用。可用于治疗经脉痹阻而致的头痛、目眩、鼻衄、项强、肩背拘急、腰腿痛、足跟痛、痫证、疟疾等诸病证；或治疗气血瘀滞之滞产、难产、胞衣不下等诸病证。

太溪　首见于《灵枢·本输》。太，大也；溪，指山间之流水。本穴在内踝后跟骨上动脉凹陷处，为肾脉气血所注，穴处凹陷大如溪，故名。别名吕声、吕细。归属于足少阴肾经，为足少阴肾经之输穴、原穴。在踝区，内踝尖与跟腱之间的凹陷中。本穴具有滋阴补肾、益肾补虚、通络止痛的作用。可用于治疗肾阴虚、虚火上炎之咽喉肿痛、咳喘、咯血、齿痛、头痛、眩晕、耳鸣、耳聋、消渴等诸病证；或治疗肾气不足之月经不调、遗精、阳痿、小便不利、泄泻、失眠、健忘、腰脊痛等诸病证；或治疗经脉痹阻之下肢厥冷、内踝肿痛、足跟痛等诸病证。

【透穴功效】

（1）腰脊痛、急性腰扭伤、颈项痛、背痛。

（2）头痛、眩晕。

（3）心痛、癫痫。

（4）足痿下垂、足内外翻、足跟痛、踝痛。

（5）难产。

【操作方法】

一般多取用患侧或双侧穴位，施术者对穴位常规消毒后，取用2寸一次性毫针，先直刺于昆仑穴，再向太溪穴方向透刺，得气后，根据病情施以捻转泻法或平补平泻法。一般留针30~45分钟。

【注解】

昆仑归属于足太阳膀胱经，太溪为足少阴肾经，二穴合用为表里经透刺疗法。昆仑与太溪二穴皆为临床常用重要穴位，昆仑为足太阳膀胱经之经穴，太溪为足少阴肾经之输穴、原穴，二穴皆为经脉之特定穴，均具有广泛而特效作用，是各经之代表穴位。二穴透刺，增强了足少阴肾经和足太阳膀胱经表里两经之气血运行，加强了表里两经之间的联系，起到了协调阴阳的作用，有脏腑互治的效果，同时也改善了局部气血的运行。所以此二穴透刺治疗作用会明显增强，治疗范围也会拓宽，治疗某些疾病有立竿见影之效。二穴常在临床中相互配穴运用，如《肘后歌》中记载："脚膝经年痛不休，内外踝边用意求，穴号昆仑并吕细。"这就是昆仑与太溪并用的记载，二穴透刺运用的文献记载最早可见于明代医学专著《医学纲目》和《循经考穴编》中。《医学纲目》中记载："草鞋风，足腕痛，取昆仑透太溪，又取丘墟、商丘各寸半，泻之。"之后在临床中广为运用，是临床重要的透刺穴组。

临床不仅常用昆仑透太溪，还常用太溪透昆仑，二穴透刺具有从阴引阳的作用，可用于治疗肾虚牙痛、肾虚足跟痛、肾虚腰痛、颈椎病、头痛、目眩、耳鸣、耳聋、妇科病等疾病，确有疗效，其操作方法与昆仑透太溪相同。笔者治疗各种颈椎病常以此二穴组互透刺施治，取得了显著疗效，并有标本兼治的作用，值得临床推广运用。

十三、太溪透照海（照海透太溪）

【单穴功效】

太溪 （见"昆仑透太溪"）。

照海 （见"水泉透照海"）。

【透穴功效】

（1）下肢痿痹。

（2）月经不调、闭经、子宫肌瘤。

（3）遗精、阳痿。

（4）消渴。

（5）咽干、咽喉肿痛、咯血、齿痛。

（6）失眠、癫痫。

【操作方法】

一般多取用双侧或一侧穴位，施术者对穴位常规消毒后，取用2寸一次性毫针，自太溪穴沿皮向前透至照海穴，得气后，根据疾病施以捻转补法或平补平泻法。一般留针30~45分钟，每10分钟行针1次。

【注解】

太溪与照海皆为足少阴肾经之穴，二穴运用为本经透刺疗法。太溪为肾经之原穴、输穴，照海为八脉交会穴之一，通于阴跷脉。肾为先天之本，主生殖，二穴均善滋阴，皆为滋阴之要穴，此二穴透刺相互促进，相互为用，加强了补肾滋阴的功能，因此对于治疗阴虚而致的疾病皆有特效。本穴组透刺再配用照海透解溪治疗子宫肌瘤具有特效，笔者在临床曾以此法治疗数例子宫肌瘤患者，疗效理想。

临床不仅常用太溪透照海，还常用照海透太溪，其操作方法与太溪透照海相同。主要用于治疗阴虚诸疾，如口干、消渴、咽痛、肾虚牙痛、月经不调、癫痫、失眠等疾病。

十四、解溪透中封（中封透解溪）

【单穴功效】

解溪 首见于《灵枢·本输》。本穴在足腕部，正当系解鞋带之处。穴处两肌腱之间凹陷处，如溪谷之状，又能治疗足踝骨节诸病，故名。别名鞋带，归属足阳明胃经，为足阳明胃经之经穴。在踝区，踝关节前面中央凹陷中，踇长伸肌腱与趾长伸肌腱之间。本穴具有化痰开窍、清胃益脾、舒筋利节的作用。可用于治疗胃火炽盛之牙痛、头痛、眩晕、眉棱骨痛、头面浮肿、目赤、胃痛、胃热、口臭、便秘等诸病证；或治疗痰火扰心之谵语、癫疾、狂证、痫证等诸病证；或治疗经脉痹阻之下肢痿痹。

中封 首见于《灵枢·本输》。本穴在商丘、丘墟二穴之间，故名中封。别名悬泉，归属于足厥阴肝经，为肝经之经穴。在踝区，内踝前，胫骨前肌肌腱的内侧缘凹陷中。本穴具有清肝利胆、清热利湿、舒筋通络的作用。可用于治疗肝胆湿热下注之黄疸、小便不利、淋证、疝气、阴痛、遗精等诸病证；或治疗肝气郁结之胸腹胀痛诸病证；或治疗经脉痹阻而致的下肢痿痹、足踝肿痛等诸病证。

【透穴功效】

（1）下肢痿痹、足痿下垂、厥逆。

（2）前阴抽痛。

【操作方法】

一般多取患侧或双侧穴位，施术者对穴位常规消毒后，取用1.5寸一次性毫针，自解溪向中封平刺，以不透出皮肤为度，得气后，施以平补平泻或泻法。一般留针30~45分钟，每10分钟行针1次。

【注解】

解溪为足阳明胃经之穴，中封为足厥阴肝经之穴，二穴合用为非表里关系阴阳经透刺。且二穴分别归属于足阳明经和足厥阴肝经之经穴，并均处于足腕部，经穴性善疏调，能通调经气，刺之能通经活络。足腕部是经脉气血最易痹阻之处，二穴透刺增强了刺激强度，改善了局部足腕的气血运行，所以治疗下肢痿痹尤其是足痿下垂、脚无力极具特效。

临床也可以用中封透解溪，其操作方法与解溪透中封基本相同。一般主要用于治疗足背、足踝疼痛及足痿下垂等疾病。

十五、丘墟透照海

【单穴功效】

丘墟　首见于《灵枢·本输》。本穴在外踝前下方凹陷中，踝高似丘，踝前跗肉凸起似墟，故名丘墟。别名坵墟，归属于足少阳胆经，为足少阳胆经之原穴。在踝区，外踝的前下方，趾长伸肌腱的外侧凹陷中。本穴具有疏肝利胆、清热泻火、通经活络的作用。可用于治疗肝气郁结、肝胆湿热、肝胆火旺等所致的胸胁胀满、腋下肿、胁痛、黄疸、头痛、眩晕、耳鸣、耳聋、目赤肿痛、目翳、视物不明等诸病证；或治疗经脉痹阻而致的颈项强痛、下肢痿痹、中风偏瘫、转筋、外踝肿痛等诸病证。

照海　（见"水泉透照海"）。

【透穴功效】

（1）胸胁痛、胸闷胀痛。

（2）胆绞痛。

（3）偏头痛。

（4）足内翻、足下垂、踝关节功能障碍。

（5）心悸。

（6）带状疱疹。

【操作方法】

一般多取双侧或患侧穴位，施术者对穴位常规消毒后，取用3寸一次性毫针，首先取足微内翻位，当针进入1.5寸左右时，将足调成微外翻位，徐徐进针，使针尖从踝关节的骨骼中穿过，进针2寸以上，可触摸到透过的针尖。得气后，施以捻转手法。一般留针30~45分钟，每10分钟行针1次。

【注解】

丘墟是足少阳胆经之穴，照海是足少阴肾经之穴，二穴运用为非表里关系阴阳经透刺。二穴透刺具有疏肝解郁，通经活络，调气止痛的作用，一针二穴，既减少了用针，又增强了少阳经气，促进了少阴经气气血流通。此二穴透刺具有精穴疏针、作用广、疗效高的优势特点，所以在临床中广为运用，是针灸临床重要的透穴组合。

丘墟为足少阳胆经之原穴，针刺本穴，可以疏调少阳经筋，活血通络，壮筋补虚，常用于治疗足内翻；照海为八脉交会穴之一，交阴跷脉。

丘墟透照海既增强了刺激强度，使针感易于扩散传导，又加强了胆经和肾经经脉的沟通，促进了经络气血的运行，故而能有效地纠正足内翻、治疗足下垂及踝关节损伤。

丘墟为胆经原穴，足少阳胆经经脉"以下胸中，贯膈""循胸，过季胁"。足少阳经别"入季胁之间……贯心""五脏有疾，当取之十二原"，取用原穴能使三焦气机通达，从而激发原气，调动体内的正气以抗御病邪。照海属足少阴肾经，其经"络心，注胸中"。照海又是八脉交会穴之一，通于阴跷脉，阴跷脉"上循胸里"。由此可见，足少阳胆经、足少阴肾经、阴跷脉均联系于胸胁部和心，根据经络所行，主治所及的治疗原则，故能治疗胸胁痛和心悸。丘墟为胆经之原穴，五行中属木，照海属于肾经，五行中为水，透刺二穴可以达滋水涵木之效。两穴透之，既能扶正祛邪，又加强了经脉之间的联系，拓宽了治疗范围，增强了针感，故对上述诸疾都有疗效。

中风后足内翻极为常见，但处理时较为棘手，笔者常以本穴组施以治疗，疗效极为满意，将笔者所治一例病案例举出来供大家参考。患者男性，63岁。中风（脑梗死）后3个月，现症见患侧上肢肌力差，活动尚可，但患侧踝关节及足趾不能活动。以本穴组透刺，当针刺部位有酸、麻、胀等针感后，施以小频率捻转，使针感向周围放射，留针30分钟，每10分钟行针1次，经治疗6次后踝关节能够活动，治疗18次后基本正常。

十六、丘墟透申脉

【单穴功效】

丘墟 （见"丘墟透照海"）。

申脉 首见于《针灸甲乙经》。本穴在外踝之下，展足则开，为阳跷脉所生，是踝关节屈伸着力之处，针之可使血脉畅通，筋脉得伸，故名申脉。别名阳跷、鬼络，归属足太阳膀胱经，为八脉交会穴之一，通阳跷脉，十三鬼穴之一。在踝区，外踝尖直下，外踝下缘与跟骨之间的凹陷中。本穴具有镇静安神、疏风通络之效。可用于治疗风痰上扰、痰蒙清窍之头痛、眩晕、癫狂、痫证、失眠等诸病证；或治疗风邪外袭之头痛、项强等诸病证；或治疗经脉痹阻之腰腿痛、下肢冷痛、下肢痿痹等诸病证。

【透穴功效】

（1）下肢瘫痪。

（2）草鞋风（绕踝肿痛）、足痿、足肿痛。

（3）腹痛、胀满。

【操作方法】

一般取患侧或双侧穴位，施术者对穴位常规消毒后，取用2寸一次性毫针，自丘墟进针向申脉方向沿皮透刺，以施术者在申脉穴的皮下可以触到针尖为度，得气后，施以捻转泻法或平补平泻法。一般留针20~30分钟，每5~10分钟行针1次。

【注解】

丘墟为足少阳胆经之穴，申脉为足太阳膀胱经之穴，二穴合用为邻近同性经透刺疗法。丘墟透申脉最早文献记载在《循经考穴编》中，其载曰："直刺入1寸，灸可二七壮。"凌氏云："针带斜，或透申脉。主瘫痪痿软，绕跟红肿，草鞋风痛。亦主胸腹坚满，腋肿胁痛，久疟卒疝。"丘墟归属于足少阳胆经，为胆经原穴，治效广泛。《针灸甲乙经》中云："足腕不收。"《备急千金要方》中言："跗筋足挛。"《循经考穴编》载："主瘫痪痿软。"由以上记载可知，丘墟对双下肢瘫痪、足部及小腿痉挛病证有特效作用。申脉归属于足太阳膀胱经，为八脉交会穴之一，为"阳跷所生"。从经络循行来看，足太阳膀胱经"下合腘中，以下贯踹内，出外踝之后"，足太阳经经过腓肠肌及外踝。阳跷脉"起于跟中，出足太阳之申脉，循外踝上行"，司下肢运动，由此可见，申脉对下肢功能活动有重要的管理作用。《针灸大全》中言："主治中风半身瘫痪，中风偏枯，疼痛无时。"《扁鹊神应针灸玉龙经》中言："治一身四指拘挛，肿痛，麻痹疼痛。"《普济方》中曰："治手足挛。"《针灸聚英》中载："治脚膝屈伸难。"由此可知，申脉主要治疗下肢及足部痉挛。通过历代医家临床经验记载，此二穴对下肢足痿、痹痛均有特效，且二穴相邻，作用相近，功效协同，一针透刺，通调二经，加强了针感，增强了作用强度，改善了气血运行，故对双下肢瘫痪、足痿不用、踝痛有特效作用。

十七、商丘透解溪（解溪透商丘）

【单穴功效】

商丘　首见于《灵枢·本输》。商，五音之金音也；丘，土之高也。本穴为太阴所行，金气之所聚，位于足内踝下稍前凹陷中，踝骨隆起似丘，故名商丘。归属于足太阴脾经，为足太阴脾经之经穴。在踝区，足内踝前下方，当舟骨结节与内踝尖连线中点的凹陷中。本穴具有健脾化湿、清热利湿、祛痰开窍的作用。可用于治疗湿热内蕴、热毒下注之泄泻、痢疾、大便溏、痔疮等诸病证；或治疗脾失健运之腹胀、肠鸣、泄泻、黄疸、饮食不化、体重节痛等诸病证；或治疗痰浊蒙蔽之怠惰嗜卧、癫狂、小儿惊痫等诸病证。

解溪（见"解溪透中封"）。

【透穴功效】

（1）腹胀、腹痛。

（2）足踝痛、足背痛。

（3）癫、狂、痫。

【操作方法】

一般取用患侧或双侧穴位，施术者对穴位常规消毒，取用2寸一次性毫针，自商丘进针向解溪方向透刺，施术者以在解溪穴皮下触到针尖即可，得气后，施以捻转泻法。一般留针30~45分钟，每10分钟行针1次。

【注解】

商丘为足太阴脾经之穴，解溪为足阳明胃经之穴，二穴合用为表里经透刺疗法。二经为表里之经脉，二穴相邻，皆为五输穴之经穴，二穴透刺协同为用，可以起到健脾和胃，化痰祛湿，表里同调的作用，对癫、狂、痫等诸证有很好的调理之效。

二穴在足腕部，二穴透刺，既改善了局部的血液运行，又增强了全身气血的运行，有舒筋利节，活络止痛之效，故对足踝、足背疼痛有较好的作用。

临床也常用解溪透商丘，操作方法为从解溪处向内侧商丘透刺。主要用于治疗头痛、眩晕、足踝肿痛、足痿下垂等疾病。

十八、商丘透然谷

【单穴功效】

商丘（见"商丘透解溪"）。

然谷　首见于《灵枢·本输》。本穴属于荥火穴，在足内踝前起大骨（舟骨粗隆）下凹陷处，比喻本穴如火燃于骨间，故名。别名龙渊、龙泉、然骨，归属于足少阴肾经，为足少阴肾经之荥穴。本穴在足内侧，足舟骨粗隆下方，赤白肉际处。本穴具有滋阴泻火、清热利湿、通络止痛的作用。可用于治疗肾阴虚而致的遗精、阳痿、白浊、咽喉肿痛、咯血、潮热、盗汗、消渴、心悸、月经不调、善恐等诸病证；或治疗湿热下注之阴痒、小便不利、泄泻等诸病证；或治疗经脉痹阻之足跗肿痛、下肢痿痹等诸病证。

【透穴功效】

（1）腹痛、腹胀。

（2）五更泻。

（3）黄疸。

（4）消渴。

（5）足踝痛。

【操作方法】

一般取用患侧或双侧穴位，施术者对穴位常规消毒后，取用2寸一次性毫针，自商丘穴向前下方沿皮透刺至然谷穴处，得气后，施以平补平泻或泻法。一般留针30~45分钟，每10分钟行针1次。

【注解】

商丘为足太阴脾经之经穴，然骨为足少阴肾经之荥穴，二穴合用为邻近同性经透刺。一为脾经，是后天之本，一为肾经，是先天之本，二穴用之具有先、后天同调的作用，脾肾不合可以导致消化不良，水液代谢障碍，二穴透刺有健脾益肾之效，可以使脾肾功能恢复，用于治疗脾肾同病的疾病疗效较佳。

十九、商丘透丘墟（丘墟透商丘）

【单穴功效】

商丘（见"商丘透解溪"）。

丘墟（见"丘墟透照海"）。

【透穴功效】

（1）足背痛。

（2）脚踝扭伤。

（3）足跟痛。

【操作方法】

一般多取用患侧穴位，施术者对穴位常规消毒后，取用3寸一次性毫针，自商丘穴向丘墟穴斜刺，得气后，施以较强的平补平泻捻转手法。一般留针20~30分钟，每5~10分钟行针1次。

【注解】

商丘为足太阴脾经之经穴，丘墟为足少阳胆经之原穴，二穴合用为非表里关系阴阳经透刺，二穴均在足踝处，自商丘透向丘墟可以经过中封、解溪，一针贯四穴，加强了刺激强度，直接有效地调节了足腕部之气血，有通经活络、调节气血的功效，故而对足踝部的疼痛有良好的改善作用，其作用功效远非针刺一穴所能及。

临床也可用丘墟透商丘，其操作方法与商丘透丘墟基本相同，主治也基本相同，主要用于治疗足关节疾病，此二穴也可以相互透刺运用。

二十、公孙透涌泉

【单穴功效】

公孙　首见于《灵枢·经脉》。公，众也，支属之总汇也；孙，嗣续也，又顺理也，犹支系之丝络也。《灵枢·脉度》中说："支而横者为络，络之别者为孙。"故名。归属于足太阴脾经，为足太阴别走足阳明胃经之络穴，八脉交会穴之一，通于冲脉。本穴在跖区，第1跖骨底的前下缘赤白肉际处（即沿着太白穴向后推至一凹陷处取穴）。本穴具有健脾和胃、宽胸理气、化痰除湿、调和冲脉的作用。可用于治疗脾胃气滞之胃疼、嗳气、恶心、呕吐、饮食不化、腹痛、腹胀、肠鸣、泄泻、痢疾、霍乱等诸病证；或治疗心脉痹阻之胸闷、心痛等诸病证；或治疗痰浊内阻或痰热扰心而致的眩晕、失眠、心烦、发狂妄言等诸病证；或治疗冲脉失和而致的月经不调、胎衣不下以及白带等病证。

涌泉　首见于《灵枢·本输》。本穴为足少阴肾经脉气所出之井穴，为全身孔穴最下者，位置最低处，脉气由此向上腾溢，如泉水自地涌出，故名涌泉。别名地冲、蹶心，归属于足少阴肾经，回阳九针之一。在足底，屈足卷趾时足心最凹陷处取穴。本穴具有开窍醒厥、滋阴清热、益肾通络的作用。可用于治疗邪气闭窍之晕厥、中风昏迷、小儿惊风、癫痫、癔症等诸病证；或治疗肾阴不足、水不涵木之眩晕、头顶痛、咽痛、口舌生疮、失语、失眠、手足心热等诸病证；或治疗肾气亏虚之小便不利、癃闭、水肿、泄泻、奔豚、阳痿、疝气等病证。

【透穴功效】

（1）下利清谷。

（2）中风后跖趾关节屈曲、足底及足趾麻木。

（3）高血压。

（4）急救、昏迷、脑血管意外。

【操作方法】

一般多取用双侧或患侧穴位，施术者对穴位常规消毒后，取用3寸一次性毫针，自公孙穴向涌泉方向透刺，进针2~2.5寸左右，使局部出现酸胀或麻感，然后根据病情需要施以补泻手法。一般留针30~45分钟，每10分钟行针1次。

【注解】

公孙为足太阴脾经之络穴，涌泉为足少阴肾经之井穴，二穴合用为邻近同性经透刺疗法。公孙为足太阴脾经络穴，具有健脾和胃的作用，涌泉为足少阴肾经之井穴，二穴透刺，采用补法，可以起到温补脾肾之效，所以用以治疗脾肾阳虚而致的下利清谷有特效作用。

公孙为八脉交会穴之一，通于冲脉。冲脉通过交会任、督脉而通行十二经气血。冲脉循行范围广泛，其上者"出于颃颡，渗诸阳，灌诸精"；其下者，"渗三阴"；其前者，"渗诸络而温肌肉"。由此可见冲脉周流全身，正如著名医家张仲景对冲脉的概括："其上自头，下自足，后自背，前自腹，内自溪谷，外自肌肉，阴阳表里无所不涉。"可见冲脉有通受全身气血的作用，因此有"十二经之海""经脉之海""经络之海""五脏六腑之海"之称。冲脉对全身气血都具有很强的调理作用，若再透向肾经之井穴涌泉，更能起到苏厥醒神，启闭开窍的作用，故对急救、脑血管意外有急救之效。

二穴透刺可以有效地调理足部之气血，所以对足趾麻木及中风后的跖趾关节屈曲也有很好的治疗作用。

二十一、太冲透涌泉（涌泉透太冲）

【单穴功效】

太冲 首见于《灵枢·本输》。太，大也；冲，冲要，要道之义。比喻本穴为肝经大的通道所在。本穴为足厥阴肝经之输穴、原穴，肝主藏血，穴居足背，部位重要，局部脉气盛大，故名太冲。在足背，第1、第2跖骨间，跖骨底结合部前方凹陷中，或触及动脉搏动。本穴具有疏肝理气、清泻肝胆、清热息风、平肝潜阳、理气调血的作用。可用于治疗肝气郁结、肝火上炎、肝胆湿热、肝阳上亢、肝风内动所致的头痛、眩晕、耳鸣、耳聋、口㖞、青盲、目赤肿痛、咽喉干燥、胁痛、腹痛、呕吐、呃逆、泄泻、黄疸等诸病证；或治疗肝失疏泄、气滞血瘀而致的痛经、崩漏、月经不调、带下、疝气等诸病证。

涌泉 （见"公孙透涌泉"）。

【透穴功效】

（1）厥闭。

（2）头顶痛。

（3）眩晕。

（4）耳鸣、耳聋。

（5）颤证。

（6）失语。

（7）高血压。

（8）小腹疼痛、小便不利、遗精、月经不调。

【操作方法】

一般取用双侧穴位，施术者对穴位常规消毒后，取用3寸一次性毫针，自太冲穴进针，针尖斜向足心，透向涌泉穴，深度2.5寸左右，当得气后，根据病证施以补泻手法。一般留针30~45分钟，每10分钟行针1次。

【注解】

太冲透涌泉是子母经透刺疗法，太冲为足厥阴肝经之原穴、输穴，涌泉为足少阴肾经之井穴，一经为木，一经为水，故二穴为子母经之用。太冲是原穴，原穴为五脏六腑之原，是调节脏腑盛衰的穴位。涌泉为井穴，本穴犹如天之水由地下涌出，比喻肾之精气发源地。二穴合用起到了滋肾养肝的作用，凡临床中见肾阴亏虚、肝阴虚、肝火有余的问题皆可用本穴组治疗，上述诸疾均是通过这一作用原理达到治疗目的，故此二穴透刺适用范围十分广泛，除了上述疾病外，临床中所见的由肾阴亏虚、肝阳有余导致的头晕目眩、眼干发涩、耳鸣潮红、口干、五心烦热、腰膝酸软等疾病皆可用本穴组透刺治疗。

临床中涌泉透太冲也有和太冲透涌泉基本相似的作用，主要用于治疗癫、狂、痫、足心热、晕厥、头痛、小儿惊风等诸疾病。太冲透涌泉偏于疏肝、解郁，涌泉透太冲偏于清泄降火、滋补肾水，临床根据病证不同选择不同的透刺穴位。

太冲与涌泉均是临床常用重要穴位，其功效广泛，在临床广为运用，现列举一例笔者用太冲透涌泉所治的病案，供大家参考。患者女性，58岁。1个月前因生气引发头晕目眩，不能站立，就诊于当地的县级医院，诊断为高血压病，经中西药治疗，效果不显，故来笔者处就诊。检查血压195/130mmHg，舌质红，苔少而黄，脉弦而有力，自觉眩晕、耳鸣、口苦。诊断为肝阳上亢之眩晕。取用太冲透涌泉，百会透前顶，施以泻法，留针20分钟即感眩晕好转，耳鸣缓解，起针后症状明显缓解。

第六章　其他透穴

一、中府透云门 (云门透中府)

【穴位】

中府　该穴属手太阴肺经，为肺之募穴，肺经、脾经交会穴。在胸部，横平第1肋间隙，锁骨下窝外侧，前正中线旁开6寸。

云门　该穴属手太阴肺经。在胸部锁骨下窝凹陷中，肩胛骨喙突内缘，前正中线旁开6寸。

【透穴功效】

(1) 咳嗽、气喘。

(2) 胸闷、胸痛。

(3) 肩臂疼痛。

【操作方法】

患者取仰卧位，施术者对穴位常规消毒后，取用2寸一次性毫针，以中府穴为进针点，进针后沿皮向上透刺至云门穴，一般针刺1~1.5寸左右。

【注解】

二穴透刺为本经透刺疗法，二穴相距甚近，合用起到了协同加强的作用，故对上述疾病有着较好的疗效。

临床也可用云门透中府，其操作方法与中府透云门基本相同。主治也基本相同，主要用于治疗足关节疾病，此二穴也可以相互透刺运用。

二、天府透侠白 (侠白透天府)

【穴位】

天府　该穴属手太阴肺经。在上臂前区，腋前纹头下3寸，肱二头肌桡侧缘。

侠白 该穴属手太阴肺经。在上臂前区，腋前纹头下4寸，肱二头肌桡侧缘。

【透穴功效】

（1）咳嗽、气喘。

（2）上臂痛。

（3）瘿气。

【操作方法】

患者摆正好体位，施术者对穴位常规消毒后，取用2寸一次性毫针，自天府穴进针，沿皮向侠白方向透刺1~1.5寸左右。

【注解】

天府透侠白为本经透刺疗法，二穴位置相距甚近，其功效也相近，合用增强了刺激强度，提高了疗效。侠白透天府与天府透侠白作用基本相同，天府透侠白为顺经刺法，属于补法，侠白透天府为逆经刺法，属于泻法，临床需根据虚实决定透刺的方向。

三、尺泽透曲泽（曲泽透尺泽）

【穴位】

尺泽 该穴属手太阴肺经，合穴。在肘区，肘横纹上，肱二头肌桡侧缘凹陷中。

曲泽 该穴属手厥阴心包经，合穴。在肘前区，肘横纹上，肱二头肌腱尺侧缘凹陷中。

【透穴功效】

（1）咳嗽、气喘、胸闷、胸痛。

（2）吐泻。

（3）惊风抽搐。

（4）肘臂挛痛。

【操作方法】

患者摆正好体位，施术者对穴位常规消毒后，取用2寸一次性毫针，自尺泽透过肱二头肌至曲泽，得气后，施以补泻手法。

【注解】

尺泽为手太阴肺经之合穴，曲泽为手厥阴心包经之合穴，二穴均为阴经合穴，二穴合用为邻近同性经透刺疗法，"合主逆气而泄"，二穴透刺增强了疏调降逆的作用，因此对上述诸病证均有较好的作用。临床也可用曲泽透尺泽，其操作方法与尺泽透曲池基本相同。主治也基本相同，主要用于治疗足关节疾病，此二穴也可以相互透刺运用。

四、鱼际透劳宫

【穴位】

鱼际　该穴属手太阴肺经，荥穴。在手外侧，第1掌骨桡侧中点赤白肉际处。

劳宫　（见"后溪透劳宫"）。

【透穴功效】

（1）咳嗽、咽喉肿痛。

（2）小儿疳积。

（3）癫狂、痫证。

【操作方法】

患者摆正好体位，施术者对穴位常规消毒后，取用3寸一次性毫针，自鱼际穴进针，向劳宫方向透刺2寸左右，得气后，施以补泻手法。

【注解】

鱼际为手太阴肺经之荥穴，劳宫为手厥阴心包经之荥穴，二穴均为阴经之荥穴，二穴合用为同性经透刺疗法。劳宫为心包经之荥穴，心包代心受邪，因此鱼际透刺劳宫加强了清泻上焦之火的作用，故对治疗心肺火热之疾有较强的作用。

五、神门透阴郄（阴郄透神门）

【穴位】

神门　（见"神门透通里"）。

阴郄　（见"阴郄透腕骨"）。

【透穴功效】

（1）心悸、怔忡、失眠。

（2）汗证。

（3）血证。

【操作方法】

患者仰掌，施术者对穴位常规消毒后，取用2寸一次性毫针，以45°角刺入神门，然后向阴郄穴透刺，得气后，施以补泻手法。

【注解】

神门透阴郄为本经逆经透刺疗法，神门为原穴，阴郄为郄穴，二穴为原郄配穴法，具有协同加强之效，有清泄作用，可用于治疗心火旺盛而致的失眠、心悸、怔忡、烦躁、易怒等病证，疗效佳。

阴郄透神门的操作方法与神门透阴郄基本相同，为本经顺经透刺疗法，临床主要用于治疗心气不足而致的上述诸病证，尤其对于治疗血证、汗证，疗效佳。

六、神门透大陵（大陵透神门）

【穴位】

神门 （见"神门透通里"）。

大陵 （见"阳池透大陵"）。

【透穴功效】

（1）惊悸、怔忡。

（2）失眠、健忘。

（3）癫狂、痫证。

（4）心痛、心烦。

【操作方法】

患者仰掌，施术者对穴位常规消毒后，取用2寸一次性毫针，自神门穴进针，沿皮透向大陵，得气后施以补泻手法。

【注解】

神门为心经之原穴，大陵为心包经之原穴，二穴均为阴经之原穴，为原原透穴法，属于同性经透刺疗法，二穴透刺具有宁心安神，清心通络的作用。透刺加强了二穴宁心安神之效，对治疗失眠、心悸均有良好的作用，对虚证疗效佳。

大陵透神门与神门透大陵的方法基本相同。二穴透刺有通经止痛，清心泻火的作用，用于治疗实证之心痛、心烦等有显著的功效。

七、曲泽透间使（间使透曲泽）

【穴位】

曲泽（见"尺泽透曲泽"）。

间使（见"间使透支沟"）。

【透穴功效】

（1）心痛、心悸。

（2）肘臂疼痛。

【操作方法】

施术者对穴位常规消毒后，取用6寸一次性毫针，自曲泽循经沿皮向下平刺，得气后施以补泻手法。

【注解】

曲泽为心包经之合穴，间使为心包经之经穴，二穴透刺为本经透刺疗法，其针刺为顺经而刺，根据"顺经为补，逆经为泻"的理论，主要用于治疗心气虚损而致的心悸、心痛等病证。

间使透曲泽的针刺方法同曲泽透间使，间使透曲泽为逆经而刺，属于泻法，因此主要用于治疗实证而致的心痛，心悸，癫，狂，痫；或用于治疗肘臂疼痛、麻木。

八、郄门透大陵（大陵透郄门）

【穴位】

郄门（见"郄门透三阳络"）。

大陵（见"阳池透大陵"）。

【透穴功效】

（1）心痛、心悸。

（2）疔疮。

（3）前臂疼痛及麻木。

（4）咯血。

【操作方法】

施术者对穴位常规消毒后，取用6寸一次性毫针，自郄门循经沿皮向下透刺，透至大陵即可，得气后施以补泻手法。

【注解】

郄门为心包经之郄穴，大陵为心包经之原穴、输穴，二穴合用为本经原郄配穴法。郄穴善治急证、痛证，阴经郄穴善治血证；大陵为心包经之原穴，原穴为脏腑之原，善于调理脏腑。因此二穴合用有相互协同，相得益彰之效，郄门透大陵为顺经而刺，为补法，对心气不足而致的上述诸病证虚证有效。大陵为心包经之原穴，并为本经之子穴，实则泻其子，大陵透郄门为逆经而刺，逆经刺为泻法。郄门为郄穴，善治急证。因此大陵透郄门可用于治疗心经实证而致的休克、晕厥、癫痫、心脏诸疾等。

九、大陵透劳宫

【穴位】

大陵 （见"阳池透大陵"）。

劳宫 （见"后溪透劳宫"）。

【透穴功效】

（1）心痛、心悸。

（2）癫、狂、痫。

（3）中风昏迷。

（4）足跟痛、手腕痛。

【操作方法】

施术者对穴位常规消毒后，取用2.5寸一次性毫针，自大陵30°角向劳宫穴透刺，得气后，施以补泻手法。

【注解】

大陵为心包经之原穴、输穴，劳宫为心包经之荥穴，二穴运用为本经透刺疗法。大陵为心包经之子穴，劳宫为心包经之荥穴，根据"实则泻其子""荥主身热"的理论，二穴透刺可以调理心经实邪导致的上述诸疾，疗效确实。二穴相透，加强了通经泻实的功效，故作用强大。

十、三间透合谷（合谷透三间）

【穴位】

三间（见"三间透后溪"）。

合谷（见"合谷透劳宫"）。

【透穴功效】

（1）牙痛、三叉神经痛。

（2）头痛。

（3）失眠。

（4）痛经、闭经。

【操作方法】

施术者对穴位常规消毒后，取用2寸一次性毫针，从三间以45°角斜刺至合谷穴，得气后，施以补泻手法。

【注解】

三间为手阳明大肠之输穴，合谷为手阳明大肠经之原穴，二穴为本经原输透刺疗法。手阳明大肠经多气多血，原穴又为气血充盛之处，故二穴透刺可以调理相应脏腑，"输主体重节痛"，因此三间透向合谷增强了刺激强度，加强了气血运行，使得二穴治疗作用更广，疗效更强。

临床中不但常用三间透合谷，而且也常用合谷透三间，其针刺方法与三间透合谷相同，二穴透刺可用于治疗面瘫、头痛、手指疼痛及麻木。

十一、手三里透曲池（曲池透手三里）

【穴位】

手三里　该穴属手阳明大肠经。在前臂，肘横纹下2寸，阳溪与曲池连线上。

曲池（见"曲池透臂臑"）。

【透穴功效】

（1）肱骨外上髁炎。

（2）肘臂麻木疼痛、手臂无力。

（3）牙痛。

（4）腹痛、腹泻。

【操作方法】

施术者对穴位常规消毒后，取用2.5寸一次性毫针，自手三里进针后以30°角斜刺至曲池，得气后，施以补泻手法。

【注解】

二穴均为手阳明大肠经的穴位，二穴相距甚近，为临床常用重要穴位，二穴透刺加强了局部的刺激强度，提高了经脉的气血运行，有协同加强的作用，故疗效满意。

曲池透手三里操作方法与手三里透曲池操作方法相同，其功效也相近，但其泻热作用更为明显。

十二、天鼎透人迎

【穴位】

天鼎　该穴属手阳明大肠经。在颈部，横平环状软骨，胸锁乳突肌的后缘。
人迎　（见"人迎透天突"）。

【透穴功效】

（1）瘰疬。
（2）瘿气。
（3）暴喑、失语。

【操作方法】

施术者对穴位常规消毒后，取用2寸一次性毫针，自天鼎穴向人迎穴方向沿皮透刺，得气后，施以补泻手法。

【注解】

天鼎为手阳明大肠经之穴，人迎为足阳明胃经之穴，二穴为同名经透穴法，二穴均在颈部，相距甚近。二穴透刺可起到很好的协同作用，同名经同气相求，加强了二经气血的运行，可以有效地疏调颈部之气血，且二穴均是治疗瘰疬、瘿气、失语的常用要穴，透刺二穴后相得益彰，远比单穴针刺疗效强大。

十三、扶突透人迎（人迎透扶突）

【穴位】

扶突　该穴属手阳明大肠经。在胸锁乳突肌区，横平喉结，胸锁乳突肌前缘与后缘中间。

人迎（见"人迎透天突"）。

【透穴功效】

（1）瘿气。

（2）瘰疬。

（3）暴喑、失语。

【操作方法】

施术者对穴位常规消毒后，取用1.5寸一次性毫针，于扶突穴向人迎穴平刺，得气后，施以补泻手法。

【注解】

扶突为手阳明大肠经之穴，人迎为足阳明胃经之穴，二穴均在颈部，二穴相距甚近，作用功效相近。二穴伍用，同气相求，作用协同，疏经通络，启闭开窍，功效益彰。

人迎透扶突的操作方法与扶突透人迎的操作方法相同，其功效也相同，故临床可以相互透刺运用，有协同加强的作用。

十四、后溪透阳谷（阳谷透后溪）

【穴位】

后溪（见"后溪透劳宫"）。

阳谷（见"阳谷透腕骨"）。

【透穴功效】

（1）手指挛痛。

（2）腰痛、头项强痛。

（3）癫、狂、痫。

【操作方法】

施术者对穴位常规消毒后，取用2.5寸一次性毫针，自后溪循经沿皮透向阳谷穴，得气后，施以补泻手法。

【注解】

后溪为手太阳小肠经之输穴，八脉交会穴之一，通于督脉，阳谷为手太阳小肠经之经穴，二穴为本经透刺疗法，透刺经过本经之原穴腕骨，一针经过输、原、经三穴，加强了经脉气血的运行，增强了局部的刺激强度，有效地加强其治疗功效。

阳谷透后溪与后溪透阳谷的操作方法相同，其治疗作用也基本相近，临床可以相互透刺运用，以提高疗效。

十五、肩贞透天宗（天宗透肩贞）

【穴位】

肩贞（见"肩前透肩贞"）。

天宗该穴属手太阳小肠经。在肩胛区，肩胛冈中点与肩胛骨下角连线上1/3与下2/3交点凹陷中。

【透穴功效】

主要用于治疗肩背痛。

【操作方法】

施术者对穴位常规消毒后，取用4寸一次性毫针，自肩贞循着手太阳小肠经沿皮透向天宗，得气后，施以较强的捻转泻法。

【注解】

肩贞与天宗均为手太阳小肠经之穴，手太阳小肠经在肩背部广泛循行，二穴所在均是肩背部疼痛高发部位，根据"腧穴所在，治疗所在"的理论，二穴单独运用可以治疗局部疾病，当二穴透刺时就能起到通经活血，疏调局部气血的作用，故二穴合用透刺对肩背痛有较好的疗效。

十六、肩中俞透肩井（肩井透肩中俞）

【穴位】

肩中俞（见"肩中俞透大椎"）。

肩井该穴属足少阳胆经。在肩胛区，第7颈椎棘突与肩峰最外侧点连线的中点。

【透穴功效】

主要用于治疗肩背疼痛、肩臂不举及颈项疼痛。

【操作方法】

施术者对穴位常规消毒后，取用3寸一次性毫针，自肩中俞向肩井沿皮透刺，得气后，施以补泻手法。

【注解】

肩中俞为手太阳小肠经之穴，肩井为足少阳胆经之穴，都是临床重要穴位，二穴透刺为同性异经透刺疗法。一针可调理多经，能有效地增强局部刺激强度，改善局部的气血运行，对肩背部疾病有着很好的疗效。

肩井透肩中俞的操作方法与肩中俞透肩井相同，其疗效也相近，主要用于治疗肩背部疾病。

十七、天窗透天容（天容透天窗）

【穴位】

天窗 （见"天窗透人迎"）。

天容 该穴属手太阳小肠经。在颈部，下颌角后方，胸锁乳突肌前缘凹陷中。

【透穴功效】

（1）颈项强痛。

（2）耳鸣、耳聋。

（3）暴喑。

（4）咽喉肿痛。

【操作方法】

施术者对穴位常规消毒后，取用2.5寸一次性毫针，自天窗穴循着手太阳小肠经沿皮透向天容，得气后，施以捻转补泻手法。

【注解】

二穴均为手太阳小肠经穴位，二穴透刺属于本经透刺疗法，二穴相距甚近，且均在颈部，因此二穴透刺合而用之，有珠联璧合、通经接气之效，能宣气行血，因此对以上诸疾有很好的作用。

天荣透天窗透刺方法与天窗透天容基本相同。主要用于治疗咽喉肿痛和颈项强痛。

十八、颧髎透颊车

【穴位】

颧髎 该穴属手太阳小肠经，是小肠经、三焦经之交会穴。在面部，颧骨下缘，目外眦直下凹陷中。

颊车 （见"地仓透颊车"）。

【透穴功效】

主要用于治疗面瘫、面痛、面肌痉挛。

【操作方法】

施术者对穴位常规消毒后，取用2.5寸一次性毫针，自颧髎穴进针透至颊车，得气后，施以手法。

【注解】

颧髎为手太阳小肠经之穴，颊车为足阳明胃经之穴，二穴为同性经透刺疗法。此二经在面部广泛循行，根据经络所行，主治所及，所以此二经能治疗面部诸疾病，此二穴又是治疗面部疾病的常用要穴，针刺颧髎对治疗面肌痉挛非常有效，针刺颊车对治疗面瘫具有特效。二穴透刺后加强了经脉之间的相互沟通，增强了面部气血运行，使得此二穴治疗范围拓宽，治疗功效也增强。

十九、角孙透曲鬓（曲鬓透角孙）

【穴位】

角孙 （见"率谷透角孙"）。

曲鬓 该穴属足少阳胆经，是胆经与膀胱经之交会穴。在头部，耳前鬓角发际后缘的垂线与耳尖水平线的交点处。

【透穴功效】

（1）偏头痛。

（2）耳鸣、耳聋。

（3）眩晕。

（4）癫痫。

【操作方法】

施术者对穴位常规消毒后，取用2.5寸一次性毫针，自角孙向曲鬓沿皮透刺，得气后，施以补泻手法。

【注解】

二穴透刺为同名经透刺疗法，同名经同经相应，同气相求，二穴透刺又能经过手足少阳经脉，加强了经脉间的沟通作用。二穴透刺具有祛风清热，通经活络，启闭开窍的作用。曲鬓透角孙与角孙透曲鬓操作方法基本相同。二穴透刺主要用于治疗偏头痛、眩晕、耳鸣、耳聋。

二十、地仓透迎香

【穴位】

地仓 （见"水沟透地仓"）。

迎香 （见"迎香透睛明"）。

【透穴功效】

（1）口角㖞斜。

（2）流涎。

（3）口角抽动。

（4）鼻塞。

【操作方法】

施术者对穴位常规消毒后，取用2.5寸一次性毫针，自地仓穴进针透至迎香，得气后，施以补泻手法。

【注解】

地仓为足阳明胃经之穴，迎香为手阳明大肠经之穴，二穴为同名经透刺疗法。口鼻部主要为手足阳明经循行，二穴透刺加强了阳明二经在面部的气血运行，二穴透刺增强了所在部位的刺激强度，起到了极强的通经活络之效，因此透刺二穴治疗口鼻之疾疗效确实，尤其是对于治疗面瘫口角㖞斜具有特效。

二十一、颊车透下关（下关透颊车）

【穴位】

颊车 （见"地仓透颊车"）。

下关 （见"太阳透下关"）。

【透穴功效】

（1）牙痛、三叉神经痛。

（2）面颊肿胀及颞颌关节紊乱。

（3）面瘫。

【操作方法】

施术者对穴位常规消毒后，取用2.5寸一次性毫针，自颊车穴进针透至下关，得气后，施以补泻手法。

【注解】

二穴均为足阳明胃经之穴，且是面部重要穴位，二穴功效相近，透刺后加强了通经接气的作用，能有效地改善局部气血的运行，增强了穴位的作用功能，从而能治疗上述疾病。

下关透颊车的操作方法与治疗功效与颊车透下关基本相同，因此本二穴可以相互透刺运用，也可以根据不同疾病单独运用。

二十二、头维透率谷（率谷透头维）

【穴位】

头维 （见"头维透通天"）。

率谷 （见"五处透率谷"）。

【透穴功效】

（1）偏正头痛。

（2）眩晕。

（3）失眠。

（4）小儿惊风。

【操作方法】

施术者对穴位常规消毒后，取用3寸一次性毫针，自头维向后下方率谷平刺2.5寸左右，得气后，施以补泻手法。

【注解】

头维为足阳明胃经之穴，率谷为足少阳胆经之穴，二穴为同性经透刺疗法。头维为足阳明胃经在头部最高处的穴位，并与足少阳经交会，其穴在头部额角处，具有疏风清热的作用，善治头痛。率谷为足少阳胆经之穴，并与足太阳经交会，具有祛风清热的作用，也善治头痛。二穴透刺能疏调四经之经气，疏风清热，镇静止痛。

率谷透头维的操作方法与头维透率谷相同。但主要偏于治疗偏头痛、耳聋、耳鸣及眩晕。

二十三、梁门透天枢（天枢透梁门）

【穴位】

梁门（见"滑肉门透梁门"）。

天枢（见"中脘透天枢"）。

【透穴功效】

（1）腹痛、腹胀、反酸、呕吐。

（2）肠鸣、泄泻、便秘、肠痈。

（3）癥瘕。

（4）肥胖病、腹部肌肉松弛。

【操作方法】

施术者对穴位常规消毒后，取用4寸一次性毫针，自梁门穴以45°角循着足阳明胃经透向天枢，得气后，施以补泻手法。

【注解】

二穴均为足阳明胃经穴，且二穴皆是腹部的常用重要穴位，二穴透刺为本经透刺疗法。梁门穴具有消积化滞，调中和胃的作用。天枢是大肠的募穴，是肠胃之开合枢纽，具有调和肠胃，疏通腑气的作用。二穴透刺珠联璧合，通经接气，加强了肠胃之间的联系，使得中焦气机上通下达，胃肠功能和调，又能疏通腑气，对治疗肠胃疾病有特效作用。

天枢透梁门的操作方法与梁门透天枢基本相同。二穴透刺主要用于治疗胃下垂、腹泻、肥胖。

二十四、滑肉门透水分

【穴位】

滑肉门 （见"滑肉门透梁门"）。

水分 该穴属任脉。在上腹部，脐中上1寸，前正中线上。

【透穴功效】

（1）腹胀、腹痛、腹满。

（2）水肿。

（3）肥胖病。

【操作方法】

施术者对穴位常规消毒后，取用2.5寸一次性毫针，自滑肉门向水分沿皮透刺，得气后，施以补泻手法。

【注解】

滑肉门为足阳明胃经之穴，水分为任脉之穴，二穴运用为异经透刺疗法。针刺滑肉门具有调理胃肠，利湿降逆的作用，其穴为通利胃肠之门户，常于治疗胃肠之疾。水分则具有分利水湿，和中理气的功能，为治疗中焦水谷运化失常所致的湿困中焦诸病证的要穴。二穴配伍，有振奋气化的功能，增强了其利水消肿之功。

二十五、天枢透归来 （归来透天枢）

【穴位】

天枢 （见"中脘透天枢"）。

归来 该穴属足阳明胃经。在下腹部，脐中下4寸，前正中线旁开2寸。

【透穴功效】

（1）腹痛、腹胀。

（2）便秘、泄泻、痢疾、肠鸣。

（3）肠痈。

（4）痛经、闭经。

（5）疝气。

【操作方法】

施术者对穴位常规消毒后，取用5寸一次性毫针，自天枢穴循经向下平刺至归来穴，使经气向小腹部传导为佳，得气后，施以补泻手法。

【注解】

二穴均为足阳明胃经之穴，因此二穴运用为本经透刺疗法。天枢是大肠的募穴，是肠胃开合之枢纽，具有调和肠胃，疏通腑气的作用。归来性主调和，能调气和血，调经止痛。二穴透刺，具有通经接气，和血调经的功效，且二穴均在小腹部，有疏调小腹部气血的作用，对于治疗肠道及妇科疾病有直接的作用。

归来透天枢操作方法同天枢透归来。二穴透刺主要用于治疗疝气、阴挺、腹痛。

二十六、天枢透水道

【穴位】

天枢 （见"中脘透天枢"）。

水道 该穴属足阳明胃经。在下腹部，脐中下3寸，前正中线旁开2寸。

【透穴功效】

（1）腹痛、腹胀。

（2）肠鸣、泄泻、便秘。

（3）腹水。

（4）小便不利。

（5）肥胖病。

【操作方法】

施术者对穴位常规消毒后，取用4寸一次性毫针，自天枢穴循经向水道穴透刺，得气后，施以补泻手法。

【注解】

二穴均为足阳明胃经之穴，二穴透刺为本经透刺疗法。天枢为大肠经之募穴，是胃肠开合之枢纽，具有调和肠胃，疏通腑气的作用。水道性主通泄，为水之通路，具有通经行水，通调水道的作用。二穴同为足阳明胃经之穴，合而用之，一上一下，相互促进，相互为用，故腑气得通，利水消肿之效也能明显增强。

二十七、天枢透气海

【穴位】

天枢 （见"中脘透天枢"）。

气海 （见"气海透关元"）。

【透穴功效】

（1）月经不调、崩漏、带下、不孕。

（2）遗精、早泄、阴缩、不育。

（3）小便不利。

（4）腹痛、肠鸣、便秘、腹泻、痢疾。

（5）肥胖病。

【操作方法】

施术者对穴位常规消毒后，取用4寸一次性毫针，自天枢穴30°角向内下方透刺至气海，得气后，施以补泻手法。

【注解】

天枢为足阳明胃经之穴，气海为任脉经穴，二穴运用为异经透刺疗法。天枢也是大肠经之募穴，具有调中和胃，理气健脾，止泻通便的作用。气海为元气所生之处，具有补肾气，益元气，温下焦，和营血，纳肾气，通经脉的作用。天枢以调肠和胃、通腑气为要；气海以振奋下焦元阳为主。二穴透刺，具有振奋下焦，温阳行气，通利腑气，消胀除满的作用。

二十八、天枢透神阙

【穴位】

天枢 （见"中脘透天枢"）。

神阙 该穴属任脉。在脐区，脐中央。

【透穴功效】

（1）腹痛、腹胀、肠鸣、泄泻、痢疾、便秘。

（2）癥瘕。

（3）月经不调、带下、不孕。

【操作方法】

施术者对穴位常规消毒后，取用2.5寸一次性毫针，自天枢穴沿皮向神阙穴透刺，得气后，施以补泻手法。

【注解】

天枢为足阳明胃经之穴，神阙为任脉之穴，二穴透刺为异经透刺疗法。天枢为大肠经之募穴，故有疏调大肠、调中和胃、理气健脾、通畅腑气的作用。神阙位于脐中，为先天之结，后天之气舍，真气之所系，功善温阳救逆、温中和胃，本穴为禁针之穴，需以他法代针。通过透刺疗法可以避免直接针刺，还能有效地发挥此穴作用。天枢以疏泄为主，神阙以补为要。二穴配伍，一补一泻，一上一下，一先天一后天，能调和气机，通调下焦，疏肠调胃，使下焦气机得以恢复。

二十九、归来透关元

【穴位】

归来 （见"天枢透归来"）。

关元 （见"气海透关元"）。

【透穴功效】

（1）痛经、月经不调、不孕、带下。

（2）遗精、阳痿、不育。

（3）疝气、小便不利。

（4）腹痛、腹胀。

【操作方法】

施术者对穴位常规消毒后，取用3寸一次性毫针，从归来以45°角斜刺，透刺至关元穴，以小腹部有较强烈的胀感为佳，得气后，施以补泻手法。

【注解】

此二穴一个为胃经穴，一个为任脉穴，二穴透刺为异经透刺疗法。归来属于足阳明胃经，其性主调和，能调气和血，调经止痛，通利下焦，善治下焦男女生殖系统疾病。关元位于小腹，为任脉与足三阴经之交会穴，小肠经气汇聚之募穴，乃元气之所藏，三焦气、肾间气之所发，十二经脉之根，五脏六腑之本，是全身各脏腑器官功能活动之原始动力，生命之根本，功善温肾壮阳，培元固本，大补元气的要穴。二穴均位于下焦，且均是治疗下焦疾病的要穴。归来重在通与调，关元重在益气与温补。二穴合而用之，其功益彰，能更好地发挥通、调、益、补之效。

三十、足三里透上巨虚（上巨虚透足三里）

【穴位】

足三里　该穴属足阳明胃经，合穴，胃之下合穴。在小腿外侧，犊鼻下3寸，胫骨前嵴外1横指处，犊鼻与解溪连线上。

上巨虚　该穴属足阳明胃经，大肠之下合穴。在小腿外侧，犊鼻下6寸，犊鼻与解溪连线上。

【透穴功效】

（1）胃痛、胃胀、呕吐、消化不良。

（2）肠鸣、泄泻、便秘、肠痈。

（3）下肢痿痹。

【操作方法】

施术者对穴位常规消毒后，取用4寸一次性毫针，自足三里循经向下透向上巨虚，感觉小腿有胀感后，施以补泻手法。

【注解】

此二穴均为足阳明胃经之穴，二穴透刺为本经透刺疗法。足三里为胃经之合穴，胃腑之下合穴，真土经气之枢纽，有升清降浊，化积行滞的作用，补之则升，泻之则降。足三里具有调理肠胃，补益气血的作用。上巨虚为大肠经的下合穴，性主清下，功善清热利湿，通腑化滞，调理肠胃，是治疗大肠病、胃腑病的常用要穴。二穴配伍，具有通经接气，相互为用，疏调阳明经气，和胃降逆，清热化湿，调理胃肠，止痛止泻的作用。

上巨虚透足三里的操作方法与足三里透上巨虚相同。临床主要用于治疗腹痛、肠鸣、阑尾炎、腹泻、痢疾、下肢痿痹、面瘫等疾病。

三十一、陷谷透内庭（内庭透陷谷）

【穴位】

陷谷　该穴属足阳明胃经，输穴。在足背，第2、3跖骨间，第2跖趾关节近端凹陷中。

内庭　该穴属足阳明胃经，荥穴。在足背，第2、3趾间，趾蹼缘后方赤白肉际处。

【透穴功效】

（1）前头痛、眉棱骨痛。

（2）胃痛、肠胃炎。

（3）足背肿痛、足趾屈伸不利。

（4）痛经。

（5）牙痛。

（6）热病。

（7）肠胃炎。

【操作方法】

施术者对穴位常规消毒后，取用2寸一次性毫针，自陷谷穴以30°角方向透向内庭，得气后，施以补泻手法。

【注解】

二穴均为足阳明胃经之穴，二穴透刺为本经透刺疗法。陷谷为足阳明胃经之输穴，具有通经止痛，疏风通络，和胃降逆，健脾利湿的作用。内庭为足阳明胃经之荥穴，具有清降胃火，导热下行，通降胃气的作用，是治疗胃火炽盛之要穴。二穴为同一经脉，分别为荥、输穴，"荥输治外经"。因此二穴透刺相互为用，能通经接气调气，清热止痛。

临床也可用内庭透陷谷，操作方法与陷谷透内庭相同。二穴透刺主要用于治疗腹痛、腹胀、腹泻、便秘、牙痛、头痛、面痛、面肿目赤等疾病。

三十二、肺俞透膏肓（膏肓透肺俞）

【穴位】

肺俞　（见"定喘透肺俞"）。

膏肓　该穴属足太阳膀胱经。在脊柱区，第4胸椎棘突下，后正中线旁开3寸。

【透穴功效】

（1）咳嗽、咯血、气喘。

（2）骨蒸潮热、盗汗、肺痨。

（3）体虚。

（4）肩背痛。

【操作方法】

施术者对穴位常规消毒后，取用2.5寸一次性毫针，从肺俞以30°角透向膏肓，使局部有酸胀感，得气后，施以补泻手法。

【注解】

二穴均在背部，皆为足太阳膀胱经之穴，因此二穴透刺为本经透刺疗法。肺俞为肺脏经脉之气输注于背部的背俞穴，是治疗肺脏疾病之主穴，其性宜补，功善调理肺脏，宣肺降气，补虚疗损，实腠理，疏皮肤。膏肓位居心膈之间，内应心肺，是心肺之气交换之枢纽，能补肺气、养心血，调和周身之气血，是补虚之要穴，为治疗五劳七伤、诸虚百损之常用穴。二穴功效相近，所在位置相近，均为膀胱经之穴，因此二穴合用有协同加强之效，尤其对于治疗诸虚百损、肺脏疾病有着相互促进、相得益彰之效。

膏肓透肺俞的操作方法同肺俞透膏肓。主要用于治疗诸虚百损、骨蒸潮热、肺痨、肩背疼痛等诸疾病。

三十三、肝俞透胆俞

【穴位】

肝俞　该穴属足太阳膀胱经，膀胱之背俞穴。在脊柱区，第9胸椎棘突下，后正中线旁开1.5寸。

胆俞　（见"胆俞透至阳"）。

【透穴功效】

（1）黄疸、胁痛。

（2）癫、狂、痫。

（3）眼干、眼痒、目视不明、夜盲。

（4）吐血、衄血。

（5）眩晕。

【操作方法】

施术者对穴位常规消毒后，取用2寸一次性毫针，自肝俞以30°角循经向胆俞透刺，得气后，施以补泻手法。

【注解】

二穴均为膀胱经之穴，分别为肝之背俞穴和胆之背俞穴，二穴透刺为本经透刺疗法。背俞穴是脏腑之气输注于背腰部的腧穴，可以调节脏腑功能之虚实。肝胆互为表里，表里经在生理上相互影响，在病理上相互传变，在治疗上相互为用。二穴合用，一阴一阳，一表一里，相互促进，故作用广泛，疗效确实。

三十四、胆俞透阳纲

【穴位】

胆俞（见"胆俞透至阳"）。

阳纲　该穴属足太阳膀胱经。在脊柱区，第10胸椎棘突下，后正中线旁开3寸。

【透穴功效】

（1）黄疸。

（2）胆囊炎、胆石症。

（3）胁痛。

【操作方法】

施术者对穴位常规消毒后，取用2寸一次性毫针，自胆俞以30°角向阳纲穴透刺，得气后，施以补泻手法。

【注解】

二穴均为足太阳膀胱经之穴，二穴透刺为本经透刺疗法。胆俞为胆的背俞穴，是治疗胆腑疾病之要穴；阳纲可以清利肝胆湿热。二穴早在《百症赋》中就有相关配用记载，书中载曰："目黄分阳纲、胆俞。"二穴配伍主要用于治疗黄疸之证，对此确有特效。二穴所处的位置相平，互为毗邻，均内应于胆，二穴合用之，直达病所，故对胆腑之疾病有特效。

三十五、脾俞透胃俞

【穴位】

脾俞　该穴属足太阳膀胱经，脾之背俞穴。在脊柱区，第11胸椎棘突下，后正中线旁开1.5寸。

胃俞 该穴属足太阳膀胱经，胃之背俞穴。在脊柱区，第12胸椎棘突下，后正中线旁开1.5寸。

【透穴功效】

（1）慢性胃痛、胃胀。

（2）脾胃虚弱、泄泻、消化不良。

（3）中气不足诸证。

【操作方法】

施术者对穴位常规消毒后，取用2寸一次性毫针，自脾俞以30°角向胃俞透刺，得气后，施以补泻手法。

【注解】

二穴均为膀胱经之穴，二穴透刺为本经透刺疗法。二穴均为背俞穴，且为表里两经之背俞穴。背俞穴善调理相应脏腑之疾。因此二穴相合，一阴一阳，一表一里，一升一降，相互促进，相互为用，能有效地调理脾胃，对于慢性脾胃疾病有较好的调理作用。

三十六、肾俞透命门（命门透肾俞）

【穴位】

肾俞 该穴属足太阳膀胱经，肾之背俞穴。在脊柱区，第2腰椎棘突下，后正中线旁开1.5寸。

命门（见"志室透命门"）。

【透穴功效】

（1）腰酸、腰痛。

（2）尿频、遗尿、小便不利。

（3）遗精、阳痿、早泄。

（4）月经不调、不孕、带下。

（5）头晕、耳鸣、耳聋。

（6）五更泻、水肿。

【操作方法】

施术者对穴位常规消毒后，取用2寸一次性毫针，从肾俞以30°角向命门方向透刺，得气后，施以补泻手法。

【注解】

　　肾俞为足太阳膀胱经之穴，命门为督脉之穴，二穴透刺为异经透刺疗法。肾俞为肾之经气输注之处，功专补肾，为补肾之专穴，强身健体之要穴。肾俞既能补肾滋阴，填精益髓，强筋壮腰，明目聪耳，又能温补肾阳，补肾培元，涩精止带，化气行水。命门位居两肾之间，为元气之所系，真阳之所存，十二经脉之根，三焦气化之源，生命之门，其气通于肾。二穴配伍早有记载，《玉龙赋》中说："老者便多，命门兼肾俞而着艾。"《玉龙歌》又说："肾败腰虚小便频，夜间起止苦劳神，命门若得金针助，肾俞艾灸起遭迍。多灸，不泻。"古代医家留下了非常丰富的二穴合用经验。二穴透刺，大补肾气，强身健体，能固下元、缩小便。

　　命门透肾俞的操作方法同肾俞透命门。临床主要用于治疗宫寒不孕、阳虚阴挺、脱肛、带下；或治疗命门火衰之泄泻、阳痿不举、精关不固、不育、四肢厥冷、二便失禁等病证。

三十七、肾俞透志室（志室透肾俞）

【穴位】

肾俞（见"肾俞透命门"）。

志室（见"志室透命门"）。

【透穴功效】

（1）腰酸、腰痛。

（2）阳痿、遗精。

（3）月经不调、不孕、带下。

【操作方法】

　　施术者对穴位常规消毒后，取用2寸一次性毫针，自肾俞向外沿皮透刺至志室，得气后，施以补泻手法。

【注解】

　　肾俞与志室均为膀胱经之穴，二穴透刺为本经透刺疗法。二穴所在位置相平，互为毗邻，内应于肾，协同用之，直达病所，故能补益肾气，固本封藏。

志室透肾俞的操作方法同肾俞透志室，具有涩精止遗的作用，临床主要用于治疗遗精、滑精、早泄、带下、遗尿、小便不利、腰酸、腰痛。

三十八、昆仑透申脉（申脉透昆仑）

【穴位】

昆仑 （见"昆仑透太溪"）。

申脉 （见"丘墟透申脉"）。

【透穴功效】

（1）后头痛。

（2）颈项强痛、腰背痛、腿痛、外踝痛、脚跟痛。

【操作方法】

施术者对穴位常规消毒后，取用2寸一次性毫针，自昆仑斜向申脉透刺，得气后，施以补泻手法。

【注解】

二穴均为足太阳膀胱经之穴，二穴运用为本经透刺疗法。昆仑是足太阳膀胱经之经穴，申脉为八脉交会穴之一，二者皆是膀胱经的重要穴位，二穴相邻，作用相近，二穴透刺不仅加强了通经之效，还有效地增强了局部的刺激作用，作用协同，相得益彰。

申脉透昆仑的操作方法与昆仑透申脉相同。二穴透刺主要用于治疗后头痛、颈项强痛、腰腿痛、癫痫等疾病。

三十九、颔厌透曲鬓（曲鬓透颔厌）

【穴位】

颔厌 （见"颔厌透曲鬓"）。

曲鬓 该穴属足少阳胆经，为胆经、膀胱经之交会穴。在头部，耳前鬓角发际后缘的垂线与耳尖水平线的交点处。

【透穴功效】

（1）偏头痛、眩晕。

（2）面瘫、面肌痉挛、目赤肿痛、牙痛。

（3）癫痫、小儿惊风。

【操作方法】

施术者对穴位常规消毒后，取用3寸一次性毫针，从颔厌沿皮透向曲鬓，得气后，施以补泻手法。

【注解】

二穴均为足少阳经脉之穴，二穴透刺为本经透刺疗法。二穴皆处于额角部位，其功效基本相近，由颔厌透向曲鬓可以经过四穴，一针贯四穴，加强了刺激强度，扩大了治疗范围，增强了作用疗效。

曲鬓透颔厌与颔厌透曲鬓的操作方法相同。其治疗功效也基本相近，因此在临床可以相互透刺运用，也可以单独透刺运用。

四十、本神透神庭

【穴位】

本神 该穴属足少阳胆经，为胆经、阳维脉之交会穴。在头部，前发际上0.5寸，头正中线旁开3寸，神庭与头维连线的内2/3与外1/3的交点处。

神庭 （见"神庭透百会"）。

【透穴功效】

（1）偏正头痛，眩晕。

（2）失眠、癫、狂、痫。

（3）智力低下。

【操作方法】

施术者对穴位常规消毒后，取用3寸一次性毫针，从本神斜刺向神庭，得气后，施以补泻手法。

【注解】

本神为足少阳胆经之穴，神庭为督脉之穴，二穴透刺异经透刺疗法。二穴皆是治神、调神的要穴，均位于前额部，且均以"神"命名，是与神志有关的重要穴位。本神为人身元神之根本，神庭为脑神所居之处。故二穴均可以镇静安神，合而用之，协力而行，镇静安神之效大大增强。

四十一、风池透翳风

【穴位】

风池 （见"风池透风池"）。

翳风 该穴属手少阳三焦经。在颈部，耳垂后方，乳突下端前方凹陷中。

【透穴功效】

（1）面瘫、面肌痉挛、颊肿。

（2）耳鸣、耳聋。

（3）颈项痛。

（4）头痛、眩晕。

【操作方法】

施术者对穴位常规消毒后，取用2.5寸一次性毫针，从风池斜刺至翳风穴，得气后，施以补泻手法。

【注解】

风池为足少阳胆经之穴，翳风为手少阳三焦经之穴，二穴透刺为同名经透刺疗法。二穴均是祛风之要穴，且都在颈项部，因此透刺二穴既加强了祛风之效，又增强了颈项部气血的运行。二穴合用，同经相应，同气相求，能疏通少阳经气而活络。

四十二、肩井透大椎（大椎透肩井）

【穴位】

肩井 （见"肩中俞透肩井"）。

大椎 该穴属督脉，为手足六阳经与督脉之交会。在后背正中线上，第七颈椎棘突下凹陷中。

【透穴治疗】

（1）颈项强痛。

（2）肩背痛。

（3）头痛、眩晕。

【操作方法】

施术者对穴位常规消毒后，取用4寸一次性毫针，从肩井穴沿皮向大椎穴透刺，得气后，施以补泻手法。

【注解】

肩井为足少阳胆经之穴，大椎为督脉之穴，二穴透刺为异经透刺疗法。肩井为手足少阳经与阳维脉之交会穴，性善通降，能理气通络。大椎为督脉与手足三阳经之交会穴，总督全身阳气。大椎处于颈部之要位，肩井处于肩部之要位，二穴透刺可以通畅颈肩部位的气血。

大椎透肩井与肩井透大椎的操作方法相同。主要用于治疗颈肩痛、发热、感冒、小儿惊风等疾病。

四十三、期门透日月（日月透期门）

【穴位】

期门 该穴属足厥阴肝经，为肝之募穴，是肝经、脾经、阴维脉之交会穴。在胸部，第6肋间隙，前正中线旁开4寸。

日月 该穴属足少阳胆经，为胆之募穴。在胸部，第7肋间隙中，前正中线旁开4寸。

【透穴治疗】

（1）胁肋胀痛、乳痈。

（2）腹胀、呃逆、呕吐。

（3）黄疸、胆囊炎、胆结石。

（4）奔豚。

【操作方法】

施术者对穴位常规消毒后，取用1.5寸一次性毫针，自期门沿皮向日月透刺，得气后，施以补泻手法。

【注解】

期门为肝经之穴，日月为胆经之穴，二穴透刺为表里经透刺疗法。期门为肝经之募穴，日月为胆经之募穴，其穴位所在经脉为表里两经，二穴又分别是表里两脏腑之腹募穴，腹募穴是相应脏腑之精气汇聚于腹部的穴位，且二穴彼此相邻。由此可见，二穴伍用，一表一里，一脏一腑，一上一下，表里同治，脏腑互调，相互为用，能通经止痛，故对肝胆脏腑疾病有很好的调治作用。

日月透期门同期门透日月的操作方法。二穴透刺主要用于治疗胁肋疼痛、黄疸、胆囊炎、胆结石等疾病。

四十四、京门透带脉

【穴位】

京门 （见"章门透京门"）。

带脉 该穴属足少阳胆经，为胆经与带脉的交会穴。在侧腹部，章门下1.8寸，当第11肋游离端下方垂线与脐水平线的交点上。

【透穴功效】

（1）胁腹疼痛、腹胀。

（2）腰痛。

（3）带下病、小便不利。

【操作方法】

施术者对穴位常规消毒后，取用2寸一次性毫针，自京门穴沿皮透刺至带脉，得气后，施以补泻手法。

【注解】

二穴均为胆经之穴，二穴透刺为本经透刺疗法。京门又为肾之募穴，募穴为脏腑精气汇聚于腹部的穴位；带脉穴为胆经与带脉之交会穴。二穴位置相近，又为同经之穴，所以透刺二穴既能起到加强本经气血运行的作用，又能沟通肾、带脉之间的联系，从而加强了治疗效果，拓宽了治疗范围。

四十五、带脉透神阙

【穴位】

带脉 （见"京门透带脉"）。

神阙 （见"天枢透神阙"）。

【透穴功效】

（1）肥胖病。

（2）腹痛、腹满、腹胀。

（3）带下病、月经不调、经闭、疝气、遗精、早泄。

【操作方法】

施术者对穴位常规消毒后，取用4寸一次性毫针，从大横以15°角透向神阙，得气后，施以补泻手法。

【注解】

带脉为胆经之穴，神阙为任脉之穴，二穴透刺为异经透刺疗法。带脉为足少阳胆经与带脉之交会穴，是治疗带脉病及女性经带疾患之常用要穴。神阙为先天之结蒂，后天之气舍，真气之所系，是治疗阳气虚脱证之要穴，也是治疗真阳虚衰，下元虚冷，中焦虚寒之常用穴。神阙历来为禁针之穴，通过透刺方法既达到了针刺疗效，又避免了针刺之禁忌。此二穴位置相平，易于透刺，透刺二穴加强了带脉与任脉的沟通，增强了腹部气血的运行，发挥了更有效的治疗作用，尤其是对于治疗腹部肥胖的患者更有特效。

四十六、光明透悬钟（悬钟透光明）

【穴位】

光明 该穴属足少阳胆经，络穴。在小腿外侧，外踝尖上5寸，腓骨前缘。

悬钟 （见"悬钟透三阴交"）。

【透穴功效】

（1）目视不明、目痛、夜盲。

（2）下肢痿痹。

（3）胸胁胀痛、乳房胀痛。

（4）偏头痛。

【操作方法】

施术者对穴位常规消毒后，取用2.5寸一次性毫针，从光明以30°角透向悬钟穴，得气后，施以补泻手法。

【注解】

二穴均为胆经之穴，二穴透刺为本经透刺疗法。光明为胆经之络穴，是治疗眼疾的重要穴位。悬钟为八会穴髓之会，功善充髓壮骨，舒筋活络。二穴透刺，珠联璧合，不仅能通经接气，还能疏通局部气血，达到舒筋活络，通经止痛的作用。

悬钟透光明与光明透悬钟的操作方法相同。主要用于治疗头痛、头晕、颈项强痛、胸胁胀痛、乳腺疾病、下肢痿痹等病证。

四十七、足临泣透侠溪（侠溪透足临泣）

【穴位】

足临泣　该穴属足少阳胆经，输穴，八脉交会穴，通于带脉。在足背，第4、5跖骨底结合部前方，第5趾长伸肌腱外侧缘凹陷中。

侠溪　该穴属足少阳胆经，荥穴。在足背，当第4、5趾间，趾蹼缘后方赤白肉际处。

【透穴功效】

（1）偏头痛、眩晕。

（2）胸胁胀痛。

（3）乳痈、乳胀及疼痛。

（4）足跗肿痛。

（5）目赤肿痛、眼干。

【操作方法】

施术者对穴位常规消毒后，取用1.5寸毫针，自足临泣以15°角向侠溪穴透刺，得气后，施以补泻手法。

【注解】

二穴均为足少阳胆经之穴，二穴透刺为本经透刺疗法。足临泣为足少阳胆经之输穴，并为八脉交会穴，具有疏肝解郁，通经止痛的作用。侠溪为足少阳胆经之荥穴，具有清胆泻火的作用。二穴相互毗邻，且为同经之荥、输穴，输穴止痛，荥穴泻热，二穴透刺，可起到清胆泻火，通经止痛的作用。

侠溪透足临泣的操作方法与足临泣透侠溪相同。主要用于治疗目赤肿痛、头晕目眩、偏头痛、耳鸣、耳聋、胸胁胀痛、乳痈等疾病。

四十八、太白透公孙（公孙透太白）

【穴位】

太白　该穴属足太阴脾经，输穴、原穴。在跖区，第1跖趾关节近端赤白肉际凹陷中。

公孙 （见"公孙透涌泉"）。

【透穴功效】

（1）胃痛、腹胀、呕吐。

（2）腹泻、痢疾、便秘。

（3）脚背疼痛。

【操作方法】

施术者对穴位常规消毒后，取用1.5寸一次性毫针，自太白以30°角透刺至公孙，得气后，施以补泻手法。

【注解】

二穴均为脾经之穴，二穴透刺为本经透刺疗法。太白为脾经之原穴、输穴，是治疗脾之脏病、经病、气化病以及与脾脏有关的脏腑器官疾病之常用穴。公孙为脾经之络穴，八脉交会穴之一，通于冲脉，具有健脾和胃，理气化湿，调和冲脉之功，为治疗脾胃、胸膈、肠腑疾病之常用穴。二穴均为脾经的重要穴位，二穴相邻，功效相近，作用协同，由此可见，二穴合用拓宽了其治疗范围，增强了健脾和胃的功效，有相得益彰之效。

公孙透太白的操作方法与太白透公孙相同。主要用于治疗腹胀、胃痛、呕吐、腹泻、痢疾、足趾麻痛等疾病。

四十九、三阴交透蠡沟（蠡沟透三阴交）

【穴位】

三阴交 （见"悬钟透三阴交"）。

蠡沟 该穴属足厥阴肝经，络穴。在小腿内侧，内踝尖上5寸，胫骨内侧面的中央。

【透穴运用】

（1）月经不调、带下病、阴痒、阴挺。

（2）遗精、阳痿、睾丸胀痛。

（3）遗尿、疝气、小便不利

（4）下肢痿痹。

【操作方法】

施术者对穴位常规消毒后，取用3寸一次性毫针，从三阴交沿皮透刺至蠡沟，得气后，施以补泻手法。

【注解】

三阴交为脾经之穴，蠡沟为肝经之穴，二穴透刺为异经同性经透刺疗法。三阴交为足之三阴经交会穴，既能补脾养血，又能补肾固精，滋阴柔肝，为治疗妇科病、血证以及肝、脾、肾三脏有关的男女生殖、泌尿系统疾病之常用穴。蠡沟为肝经之络穴，具有清肝利湿的作用。因为肝经经脉、络脉、经筋均联系了生殖系统，所以对男女生殖系统疾病具有特效作用。由此可见，三阴交、蠡沟两穴均是调理男女生殖系统疾病之要穴，二穴透刺，一肝一脾，功效相近，作用协同，对男女生殖、泌尿系统疾病疗效较好。

蠡沟透三阴交与三阴交透蠡沟的操作方法相同。主要用于治疗疝气、睾丸肿瘤、阳痿、阳强、小便不利、赤白带下、阴挺、阴痒等疾病。

五十、三阴交透复溜（复溜透三阴交）

【穴位】

三阴交 （见"悬钟透三阴交"）。

复溜 （见"复溜透跗阳"）。

【透穴功效】

（1）月经不调、闭经、崩漏、阴挺、带下。

（2）阳痿、遗精。

（3）小便不利、遗尿、疝气、肠鸣、腹泻。

（4）潮热盗汗、五心烦热、口干、失眠、多梦等。

（5）下肢痿痹。

【操作方法】

施术者对穴位常规消毒后，取用2寸一次性毫针，自三阴交以45°角向复溜透刺，得气后，施以补泻手法。

【注解】

三阴交为脾经之穴，复溜为肾经之穴，二穴透刺为异经同性经透刺疗法。三阴交为脾经之穴，并为肝经、肾经之交会穴，为交会穴之代表穴位，是治疗男女生殖、泌尿系统疾病的常用要穴。复溜为肾经之经穴，并为本经之母穴，功善疏通肾经经气，有行气化水、通调水道的作用。二穴相邻，一上一下，先后天同调，既能健脾益气，调和气血，又能补肾固精，通经化湿，对男女生殖系统疾病有着特殊的疗效。

复溜透三阴交的操作方法与三阴交透复溜相同。二穴透刺也有较为广泛的作用，是临床常用的透穴组合，主要用于治疗水肿、癃闭、泄泻、盗汗、月经不调、痛经、带下、遗精、阳痿、腰痛、下肢痿痹等疾病。

五十一、地机透三阴交

【穴位】

地机　该穴属足太阴脾经，郄穴。在小腿内侧，阴陵泉下3寸，胫骨内侧缘后际。

三阴交　（见"悬钟透三阴交"）。

【透穴功效】

（1）痛经、崩漏、月经不调。

（2）遗精、阳痿。

（3）腹痛、泄泻。

（4）水肿、小便不利。

（5）下肢痿痹。

【操作方法】

施术者对穴位常规消毒后，取用7寸的一次性毫针，自地机循经透刺至三阴交。得气后，施以补泻手法。

【注解】

二穴均为脾经穴位，二穴透刺为本经透刺疗法。地机为脾经之郄穴，其性主疏调，功善调和气血，活血理血，是治疗血证和脾失健运之中焦诸病证之常用穴，尤长于治疗血证。三阴交为足之三阴经之交会穴，有调脾胃、助运化、疏下焦、理胞宫、调气血、通经络之效。二穴透刺，由上而下，经过漏谷穴，一针贯三穴，通经接气，加强了经脉间气血的运行，增强了刺激强度，加强了二穴活血理血，调和气血，健脾益气的作用。

五十二、阴陵泉透地机 （地机透阴陵泉）

【穴位】

阴陵泉 （见"阳陵泉透阴陵泉"）。

地机 （见"地机透三阴交"）。

【透穴功效】

（1）水肿、小便不利。

（2）腹痛、腹胀、腹泻。

（3）带下、月经不调、遗精、阳痿。

【操作方法】

施术者对穴位常规消毒后，取用4寸一次性毫针，从阴陵泉以45°角循经向地机透刺，得气后，施以补泻手法。

【注解】

二穴均为脾经之穴，二穴透刺为本经透刺疗法。阴陵泉为脾经之合穴，功善健脾化湿，淡渗利湿，主治一切湿证，为治湿的要穴。地机为脾经之郄穴，功善调和气血，活血理血，健脾利湿，是治疗血证之要穴。二穴均为脾经之要穴，阴陵泉以化湿为要，地机以调和气血为主，二穴上下毗邻，二穴透刺，能通经、健脾、和血、理血、利湿、消肿。

地机透阴陵泉与阴陵泉透地机的操作方法相同。主要用于治疗痛经、月经不调、腹痛、腹胀、水肿、小便不利、遗精、阳痿等疾病。

五十三、大横透腹结 （腹结透大横）

【穴位】

大横 该穴属足太阴脾经，为脾经、阴维脉之交会穴。在腹部，脐中旁开4寸。

腹结 该穴属足太阴脾经。在下腹部，脐中下1.3寸，前正中线旁开4寸。

【透穴功效】

（1）腹胀、腹满、腹痛。

（2）便秘、腹泻。

（3）腹部肿瘤。

【操作方法】

施术者对穴位常规消毒后，取用2寸一次性毫针，从大横以45°角循经透刺至腹结，得气后，施以补泻手法。

【注解】

二穴均为脾经之穴，二穴透刺为本经透刺疗法。大横横平于脐，功善调理肠胃，宣通腑气，为治疗肠道病之常用穴。腹结为腹气结聚之所，功善调理胃肠气血，主治肠胃气血运行不畅诸证。二穴均为脾经之穴，在腹部处上下相邻，均善调肠胃，通腑气，因此透刺后具有很强的协同之效，能改善了肠胃气血的运行，有通腑之功。

腹结透大横与大横透腹结的操作方法相同。其功效也基本相同，因此临床上常相互透刺，有很好的加强作用。

五十四、大横透天枢（天枢透大横）

【穴位】

大横 （见"大横透腹结"）。

天枢 （见"中脘透天枢"）。

【透穴运用】

（1）腹胀、腹痛、肠痈、肠鸣、泄泻、痢疾、便秘。

（2）月经不调、癥瘕。

（3）肥胖病。

【操作方法】

施术者对穴位常规消毒后，取用2.5寸一次性毫针，从大横以30°角透向天枢，得气后，施以补泻手法。

【注解】

大横为足太阴脾经之穴，天枢为足阳明胃经之穴，二穴透刺为表里经透刺疗法。大横内应结肠，所以功善调理肠腑，宣通腑气，为治疗肠道病之常用穴。天枢为足阳明胃经之穴，且又为大肠精气汇聚于腹部的募穴，功善调理肠道之疾，是治疗大肠功能失常、腑气不通之常用要穴。二穴位置相平，均应于肠道，均善调理肠腑之疾，因此二穴透刺，一表一里，一脏一腑，一阴一阳，一纳一运，其功协同，能调脾胃，理肠道，使传导功能恢复正常。

天枢透大横的操作方法与大横透天枢相同。其临床功效也基本相同，在临床上可以相互透刺用于治疗上述诸疾。

五十五、大横透水分（水分透大横）

【穴位】

大横 （见"大横透腹结"）。

水分 （见"滑肉门透水分"）。

【透穴功效】

（1）水肿。

（2）肥胖病。

（3）腹满、腹胀。

【操作方法】

施术者对穴位常规消毒后，取用4寸一次性毫针，自大横以15°角向水分透刺，得气后，施以补泻手法。

【注解】

大横为脾经之穴，水分为任脉之穴，二穴透刺为异经透刺疗法。大横具有调整脾脏功能、祛湿、健脾之效。水分为任脉与足太阴脾经之交会穴，位于小肠泌别清浊，分利水湿之处，是治疗中焦水谷运化失常所致湿困中焦诸病证之常用要穴。二穴透刺合用，相互促进，相互为用，使其健脾气、利小便、消水肿之功增强。

水分透大横的操作方法与大横透水分相同。临床主要用于治疗水肿、肥胖病、便秘、泄泻、腹痛、腹满、腹胀等疾病。

五十六、然谷透涌泉

【穴位】

然谷 该穴属足少阴肾经，荥穴。在内踝前下方，足舟骨粗隆下方凹陷中。

涌泉 （见"公孙透涌泉"）。

【透穴功效】

（1）咯血、唾血。

（2）失眠。

（3）消渴。

（4）失声、咽喉肿痛、口噤。

（5）头痛、眩晕。

（6）小便不利。

（7）足心热而痛。

【操作方法】

施术者对穴位常规消毒后，取用2.5寸一次性毫针从然谷向涌泉方向透刺，得气后，施以补泻手法。

【注解】

二穴均为足少阴肾经穴位，二穴透刺为本经透刺疗法。二穴配用早有记载，如《千金要方》中载曰："涌泉、然骨主喉痹哽咽寒热。"这是二穴配用最早的记载。然谷为足少阴肾经之荥穴，五行中属火，为水火穴，专治阴虚火旺。涌泉为足少阴肾经之井木穴，其性降泻，故有滋阴泻火、引火归原之效。然谷升清降浊，平衡水火，涌泉滋阴泻火，引热下行，二穴相辅相成，相得益彰。

五十七、太溪透大钟（大钟透太溪）

【穴位】

太溪 （见"昆仑透太溪"）。

大钟 该穴属足少阴肾经，络穴。在足跟区，内踝后下方，跟骨上缘，跟腱附着部前缘凹陷中。

【透穴功效】

（1）内踝及足跟痛。

（2）月经不调、遗精、阳痿、小便频数。

（3）咽喉肿痛、咽干、齿痛、耳鸣、耳聋。

（4）头痛、眩晕、健忘、失眠、烦心、更年期。

（5）腰酸、腰痛。

【操作方法】

施术者对穴位常规消毒后，取用1.5寸一次性毫针，从太溪以30°角向大钟透刺，得气后，施以补泻手法。

【注解】

二穴均为足少阴肾经之穴，二穴透刺为本经透刺疗法。太溪为足少阴肾经之输穴、原穴，为肾脉之根，先天元气之所发，能调节元气，是治疗一切阴虚精亏所致诸疾之常用要穴。大钟为足少阴肾经之络穴，具有补益肾气的作用，是治疗肾气不足所致诸疾之常用穴。此二穴一个为原穴、一个为络穴，二穴配伍为本经原络配穴法，是临床常用经典配穴法。二穴合用早在《千金要方》中就有记载，其载曰："大钟、太溪，主烦心满呕。"二穴透刺，一原一络，一滋阴一补肾气，通经接气，补肾益精，相互为用，相得益彰。

大钟透太溪的操作方法与太溪透大钟相同。临床主要用于治疗痴呆、嗜卧、足跟痛、腰痛、小便不利、遗尿、咽痛、齿痛、遗精、阳痿、月经不调、气喘、咯血等疾病。

五十八、复溜透太溪（太溪透复溜）

【穴位】

复溜 （见"复溜透跗阳"）。

太溪 （见"昆仑透太溪"）。

【透穴功效】

（1）腰酸、腰痛。

（2）水肿、癃闭。

（3）消渴。

（4）阳痿、遗精、少精、不育、不孕、月经不调。

（5）下肢痿痹。

（6）多汗、盗汗。

【操作方法】

施术者对穴位常规消毒后，取用2.5寸一次性毫针，自复溜以30°角循经透刺太溪，得气后，施以补泻手法。

【注解】

二穴均为肾经之穴，二穴透刺为本经透刺疗法。太溪为肾经之输穴、原穴。原穴为五脏六腑之原，能调理相应脏腑之虚实，功专补肾益精。复溜为肾经之经金穴，是肾经之母穴，"虚者补其母"，功专补肾，善疏调水道，行气化水，是治疗水液代谢失常所致诸疾之常用要穴。二穴其性相近，作用协同，功专补肾。二穴透刺，通经接气，相互促进，功效卓著。

太溪透复溜的操作方法与复溜透太溪相同。但其偏于治疗因水液失调、肾不化气行水，导致水液不循常道引起的诸疾，如多汗、水肿、癃闭、消渴、淋证等。

五十九、太冲透行间（行间透太冲）

【穴位】

太冲（见"太冲透涌泉"）。

行间　该穴属足厥阴肝经，荥穴。在足背，第1、2趾间，趾蹼缘后方赤白肉际处。

【透穴功效】

（1）头痛、眩晕、目赤肿痛、青盲、咽痛、耳鸣、口㖞。

（2）痛经、闭经、月经不调、带下。

（3）疝气、癃闭、淋证、遗尿。

（4）中风、癫痫、小儿惊风。

（5）胁痛、腹胀、黄疸。

【操作方法】

施术者对穴位常规消毒后，取用2.5寸一次性毫针，自太冲循经透刺行间，得气后，施以补泻手法。

【注解】

二穴均为足厥阴肝经之穴，二穴透刺为本经透刺疗法。太冲为足厥阴肝经之输穴、原穴，行间为肝经之荥穴，二穴为肝经之荥、输穴，荥输治外经，常于治疗足厥阴肝经经脉循行部位所联系的颠顶、眼睛、唇口、胸胁、小腹等"外经"病证。太冲不仅是输穴，还是本经之原穴，五脏有疾取之十二原，原穴可以调理脏腑之虚实，故太冲是治疗肝脏疾病的重要穴位。太冲功在平肝、调肝，善于治疗阴虚火旺、阳亢风动和肝郁之证。行间功在清肝泻肝，常用于治疗肝火旺盛之实热证。二穴相互为用，清肝泻火，疏肝理气，平肝调肝，理气调血，一针二穴，荥输同刺，加强了疏通厥阴肝经的功效，无论肝热、肝火、肝风、肝逆、肝亢、肝气、肝郁、肝实、肝虚证均可以用之。

行间透太冲的操作方法与太冲透行间基本相同。其主要功效在于清肝泻火，疏肝理气，为清肝、泻肝之特效用穴，凡肝胆火旺、肝经实证皆可运用本穴组。

六十、蠡沟透中都（中都透蠡沟）

【穴位】

蠡沟（见"三阴交透蠡沟"）。

中都　该穴属足厥阴肝经，郄穴。在小腿内侧，内踝尖上7寸，胫骨内侧面的中央。

【透穴功效】

（1）睾丸肿瘤、阳强疝气、小便不利。

（2）带下、阴痒、月经不调、崩漏。

【操作方法】

施术者对穴位常规消毒后，取用2.5寸一次性毫针，自蠡沟沿皮循经透刺至中都，得气后，施以补泻手法。

【注解】

二穴均为足厥阴肝经之穴，二穴透刺为本经透刺疗法。蠡沟为肝经之络穴，能清肝利湿，善治前阴病变。中都为肝经之郄穴，功善疏通肝经之气血，能疏肝理气，活血调经。此二穴一个为郄穴，一个为络穴，一上一下，一通经一清湿热，二穴相互配合，可以达到通经清湿热之效。

中都透蠡沟的操作方法与蠡沟透中都相同。临床主要用于治疗崩漏、恶露不净、月经不调、带下、阴痒、疝气、小腹痛等疾病。

六十一、曲泉透阴谷（阴谷透曲泉）

【穴位】

曲泉（见"膝阳关透曲泉"）。

阴谷　该穴属足少阴肾经，合穴。在膝后区，腘横纹上，半腱肌肌腱外侧缘。

【透穴功效】

（1）痛经、月经不调、崩漏、带下、阴挺、阴痒。

（2）遗精、阳痿、疝气、小便不利。

（3）膝髌肿痛。

【操作方法】

施术者对穴位常规消毒后，取用2寸一次性毫针，自曲泉穴透向阴谷穴，得气后，施以补泻手法。

【注解】

曲泉为足厥阴肝经之穴，阴谷为足少阴肾经之穴，二穴透刺为同性经透刺疗法。曲泉为足厥阴肝经之合穴，又为本经之母穴，故能调节肝经之气血，有清肝、疏肝、养肝、补肝之效，长于治疗与肝有关的妇科疾病和前阴疾病。阴谷为足少阴肾经之合穴，为补肾之要穴，是通调水道之佳穴，常用于治疗肾虚或气化不利所致生殖及泌尿系统疾病。二穴在膝部处同一水平位置，均为合水穴，一肝一肾，均善于治疗生殖系统疾病，因此此二穴有相互为用，补肾益肝，调和气机，调经止带的作用。

阴谷透曲泉的操作方法与曲泉透阴谷相同。主要用于治疗阳痿、疝气、崩漏、癫狂、膝股痛、咳喘等疾病。

六十二、关元透中极（中极透关元）

【穴位】

关元 （见"气海透关元"）。

中极 该穴属任脉，膀胱之募穴，任脉、脾经、肝经、肾经之交会穴。在下腹部，脐中下4寸，前正中线上。

【透穴功效】

（1）痛经、月经不调、不孕、带下。

（2）阳痿、早泄、遗精、不育。

（3）尿闭、尿频、疝气、少腹痛。

【操作方法】

施术者对穴位常规消毒后，取用2寸一次性毫针，自关元穴以45°角透向中极穴，得气后，施以补泻手法。

【注解】

二穴均为任脉之穴，二穴透刺为本经透刺疗法。关元为元气所藏之处，为任脉与足三阴经之交会穴、小肠的募穴，有培肾固本，补益元气，温中散寒，回阳固脱，暖宫固精，止血止带，强体保健之功。中极也为任脉之穴，是膀胱的募穴，足三阴经与任脉之会穴，有培元阳、促气化，理下焦、清湿热，调血室、温精宫之功。二穴同属任脉经穴，位于下焦，二穴透刺，其功益彰，可以疏理下焦，调和气机，益气固元，温经散寒，调经止带。

中极透关元的操作方法与关元透中极相同。临床主要用于治疗疝气、阴挺、带下、闭经、不孕、遗精、阳痿、小便不利等疾病。

六十三、关元透大赫（大赫透关元）

【穴位】

关元 （见"气海透关元"）。

大赫 该穴属足少阴肾经，为足少阴与冲脉交会穴。在下腹部，脐中下4寸，前正中线旁开0.5寸。

【透穴功效】

（1）阳痿、早泄、遗精、不育。

（2）带下、痛经、月经不调、阴挺、不孕。

（3）疝气、小便不利、腹痛。

【操作方法】

施术者对穴位常规消毒后，取用2.5寸一次性毫针，自关元以45°角向大赫透刺，得气后，施以补泻手法。

【注解】

关元为任脉之穴，大赫为肾经之穴，二穴透刺为异经透刺疗法。关元为任脉经穴，是任脉与足三阴经之交会穴，也是小肠经气汇聚之募穴，乃元气所藏、三焦气所出之处，肾间动气之所发，十二经脉之根，五脏六腑之本，为补肾壮阳第一要穴，功善温肾壮阳，培元固本，补益元气，温中散寒，回阳固脱，暖宫固精，止血止带，散寒除湿，强身健体。关元是治疗阳衰阴盛之主穴、要穴，也是治疗元气虚脱，真阳欲绝之急救要穴，还是治疗肾虚之男科病、妇科病之常用穴。大赫为足少阴肾经之穴，是冲脉与足少阴之交会穴，内应胞宫、精室，为下焦元阳升发之处，为水中之火能助阳生热，功善温阳，补肾气，益元气，温下焦，理经带。二穴均在下焦，二穴透刺用之，相得益彰，能补肾元、益肾气、壮元阳、固下元、缩小便、涩精止带。

大赫透关元的操作方法与关元透大赫基本相同。二穴透刺主要用于治疗阳痿、早泄、不育、疝气、阴挺、带下、不孕等男女生殖泌尿系统疾病。

六十四、中脘透神阙

【穴位】

中脘 （见"上脘透中脘"）。

神阙 （见"天枢透神阙"）。

【透穴功效】

（1）胃痛、胃胀、呕吐、泛酸、胃下垂、呃逆。

（2）泄泻、便秘。

（3）癫狂。

【操作方法】

施术者对穴位常规消毒后，取用5寸一次性毫针，自中脘以30°角方向透向神阙，得气后，施以补泻手法。

【注解】

二穴均为任脉之穴，二穴透刺为本经透刺疗法。中脘为胃之募穴，是腑之会，也是任脉、小肠经、三焦经、胃经之交会穴。中脘性主调和，功善调理脾胃，具有升清降浊的特点。神阙位于脐中，为先天之结蒂，后天之气舍，真气之所系，功善温阳救逆，温中和胃。神阙历来则是禁针之穴，只灸不针，通过透刺之法既达到了针刺的作用，又避免了直接针刺。中脘透向神阙一针可贯任脉五穴，加大了刺激强度，增强了治疗功效，减少了用针。中脘、神阙二穴均以调中为要，能相互促进，可以相互为用，健脾胃，理气机，调气血，散寒邪。

六十五、上脘透下脘

【穴位】

上脘 （见"上脘透中脘"）。

下脘 （见"中脘透下脘"）。

【透穴功效】

主治胃疾。

【操作方法】

施术者对穴位常规消毒后，取用4寸一次性毫针，自上脘以45°角循经透向下脘，得气后，施以补泻手法。

【注解】

二穴均为任脉之穴，二穴透刺为本经透刺疗法。上脘具有和胃降逆的作用，其性降泻。下脘具有消食化滞，和中理气的作用，性善疏通。当上脘透下脘时可以经过中脘，中脘为之募、腑之会，具有调和脏腑的作用，又以健脾和胃为要。上脘偏于治上，下脘偏于治下，中脘性主调和，治胃主中，一针透刺经过上、中、下三脘，上、中、下皆治，通滞、降逆、和胃并调，故治疗各种胃疾均有显著疗效。

六十六、鸠尾透中脘

【穴位】

鸠尾 该穴属任脉，络穴。在上腹部，当胸剑结合部下1寸，前正中线上。

中脘 （见"上脘透中脘"）。

【透穴功效】

（1）胃脘胀满、呕吐、呃逆、反胃、胃痛。

（2）胸闷、胸痛、心痛、心烦。

（3）癫、狂、痫。

【操作方法】

施术者对穴位常规消毒后，取用4寸一次性毫针，自鸠尾循经向下透刺至中脘，得气后，施以补泻手法。

【注解】

二穴均为任脉之穴，二穴透刺为本经透刺疗法。鸠尾归属任脉，且为任脉之络穴，其穴位近膈肌，内应胃之上口，其性善调和，具有宽胸理气，和胃降逆的作用，主要用于治疗气机失调之心胸胃病。中脘为胃之募、腑之会，并为任脉与手太阳、手少阳及足阳明之交会穴，性主调和，功善调理脾胃，升清降浊。二穴同属任脉，上下相透，其性相同，功效相近，因此二穴透刺有协同之效。

六十七、膻中透巨阙

【穴位】

膻中（见"膻中透华盖"）。

巨阙　该穴属任脉，心之募穴。在上腹部，脐中上6寸，前正中线上。

【透穴功效】

（1）胸闷、气短、胸痛、心痛、心悸。

（2）咳嗽、气喘。

（3）癫、狂、痫。

（4）嗳气、泛酸、呕吐、胃痛、胃胀。

【操作方法】

施术者对穴位常规消毒后，取用5寸一次性毫针，自膻中沿皮循经透刺巨阙，得气后，施以补泻手法。

【注解】

二穴均为任脉之穴，二穴透刺为本经透刺疗法。膻中归属任脉，为足太阳、足少阴经，手太阳、手少阳经与任脉交会穴，是心包之募穴，也是八会穴之气会。功专善行，凡心气郁滞、肺气不降、胃气上逆、肝气不舒所致之证，皆可运用，是调气之要穴。巨阙为任脉之穴，其穴邻近膈肌，内应于胃，并为心之募穴，具有宽胸理气，和胃降逆，宁心安神之作用。膻中以调理心包气机为主；巨阙以调理心经气机为要。二穴配用早在《百症赋》中已有记载，其中载曰："膈疼饮蓄难禁，膻中、巨阙便针。"二穴相透，一上一下，一内一外，作用协同，可以达到宽胸、理气、通滞、降逆、和胃、宁心、止痛之效。

六十八、承浆透地仓（地仓透承浆）

【穴位】

承浆 该穴属任脉，为任脉与足阳明经之交会穴。在面部，颏唇沟的正中凹陷处。

地仓 （见"水沟透地仓"）。

【透穴功效】

（1）流涎。

（2）口角㖞斜、唇紧、口唇麻木。

【操作方法】

施术者对穴位常规消毒后，取用2寸一次性毫针，自承浆穴沿皮透向地仓穴，得气后，施以补泻手法。

【注解】

承浆为任脉之穴，地仓为足阳明胃经之穴，二穴透刺为异经透刺疗法。承浆为任脉与足阳明胃经之交会穴，是治疗流涎与面口诸疾之常用穴。地仓为足阳明胃经与手阳明、阳跷脉之交会穴，功善疏风活络，是治疗口眼㖞斜之要穴。二穴均处于口角之旁，为治疗面口疾病之常用要穴，透刺二穴增强了刺激强度，改善了口部周围气血的运行，发挥了更强的治疗功效，对流涎、口角㖞斜具有特效。

地仓透承浆的操作方法与承浆透地仓基本相同，临床功效也基本相同，因此临床常常相互透刺用于治疗上述诸疾，也可以单独透刺运用。

六十九、命门透腰阳关（腰阳关透命门）

【穴位】

命门 （见"志室透命门"）。

腰阳关 （见"腰俞透腰阳关"）。

【透穴功效】

（1）腰痛、腰酸、下肢痿痹。

（2）遗精、阳痿、早泄。

（3）月经不调、赤白带下。

（4）遗尿、尿频、五更泄泻、畏寒怕冷。

【操作方法】

施术者对穴位常规消毒后，取用3寸一次性毫针，自命门沿皮循经透向腰阳关，得气后，施以补泻手法。

【注解】

二穴均为督脉之穴，二穴透刺为本经透刺疗法。命门位居两肾俞之间，为元气之所系，真阳之所存，是脏腑之本，十二经脉之根，三焦气化之源，生命之门，其气通于肾。命门具有大补元阳，振奋人体之阳气，培肾固本的作用。腰阳关为腰部阳气通行之路，功专补肾温阳，是治疗下焦阳气亏虚所致腰痛、阳痿、遗精、经带诸疾之常用穴。二穴均属督脉，均能温补肾阳，二穴透刺，一上一下，通经接气，相辅相成，可以达到通督扶阳之效。

腰阳关透命门的操作方法同命门透腰阳关。临床主要用于治疗腰酸、腰部冷痛、下肢痿痹、遗精、阳痿、赤白带下等疾病。

七十、身柱透大椎（大椎透身柱）

【穴位】

身柱（见"身柱透风府"）。

大椎（见"大椎透大杼"）。

【透穴功效】

（1）感冒、咳嗽、气喘、热病、疟疾。

（2）项强、脊背强痛。

（3）癫痫、瘛疭、小儿高热惊厥、失眠。

（4）皮肤疾病、疔疮发背。

（5）小儿生长缓慢、阴虚骨蒸潮热。

【操作方法】

施术者对穴位常规消毒后，取用4寸一次性毫针，自身柱沿皮循经透向大椎，得气后，施以补泻手法。

【注解】

二穴均为督脉穴，二穴透刺为本经透刺疗法。身柱居于两肺俞之间，上通于脑，下通于脊背，旁达肺俞，与肺气相通，是治疗心神疾患和肺病之常用穴，尤长于治疗癫、狂、瘛疭之证。大椎为督脉与手足三阳经之交会穴，总督全身之阳气，是治疗外感发热、疟疾和诸阳经病变之常用穴，其性主疏散。二穴透刺，一上一下，通经接气，有效地改善了气血的运行，有通督镇静，通督扶阳，通络止痛，息风止惊之效。

大椎透身柱的操作方法与身柱透大椎基本相同。临床主要用于治疗外感发热、咳喘、头项强痛、癫狂、风疹等疾病，在临床中两组穴位也常常相互透刺为用。

七十一、身柱透风门（风门透身柱）

【穴位】

身柱（见"身柱透风府"）。

风门　该穴属足太阳膀胱经，为足太阳膀胱经与督脉之交会穴。在脊柱区，第2胸椎棘突下，后正中线旁开1.5寸。

【透穴功效】

（1）感冒、咳嗽气喘。

（2）小儿百日咳。

（3）痈毒疖肿。

【操作方法】

施术者对穴位常规消毒后，取用2寸一次性毫针，自身柱以15°角向风门方向透刺，得气后，施以补泻手法。

【注解】

身柱为督脉之穴，风门为膀胱经之穴，二穴透刺为异经透刺疗法。身柱具有清热宣肺，镇静安神之效。风门为膀胱经与督脉之交会穴，具有祛风解表，宣肺止咳的作用。风门以祛风为主，身柱以清热为要。二穴透刺，能增强其祛风清热、解表散邪、宣肺止咳、下气平喘之效。

风门透身柱的操作方法与身柱透风门基本相同，主要用于治疗感冒、发热、项背强急、痈毒疮疖。

七十二、大椎透风门（风门透大椎）

【穴位】

大椎 （见"大椎透大杼"）。

风门 （见"身柱透风门"）。

【透穴功效】

（1）发热、感冒、头痛、疟疾。

（2）咳嗽、气喘。

（3）项强、肩背痛。

（4）小儿惊风。

【操作方法】

施术者对穴位常规消毒后，取用2寸一次性毫针，自大椎向风门方向透刺，得气后，施以补泻手法。

【注解】

大椎为督脉之穴，风门为足太阳经之穴，二穴透刺为异经透刺疗法。大椎为督脉与手足三阳经之交会穴，本穴纯阳主表，既宣通诸阳，调和营卫，疏散表邪，解肌清热，又能除寒祛邪，通经活络。风门为足太阳膀胱经与督脉之交会穴，有疏散风寒，宣泄邪热，调理肺气，止咳平喘，固表强卫之效。大椎以宣散为主，风门以祛风为主。二穴透刺，能疏风散寒，解表清热，宣肺止咳，其功益彰。

风门透大椎的操作方法与大椎透风门基本相同。临床主要用于治疗感冒、发热、咳嗽、项强背痛等疾病。

七十三、哑门透大椎

【穴位】

哑门 该穴属督脉，为督脉与阳维脉之交会穴。在颈后区，第1颈椎下，后正中线上。

大椎 （见"大椎透大杼"）。

【透穴功效】

（1）头痛、头重、颈项强痛、肩背痛。

（2）中风、暴喑、舌强不语。

（3）癫、狂、痫。

【操作方法】

施术者对穴位常规消毒后，取用3寸一次性毫针，从哑门以15°角循经透向大椎，得气后，施以补泻手法。

【注解】

二穴均为督脉之穴，二穴透刺为本经透刺疗法。哑门为督脉腧穴，位居脑后，其脉入通于脑，与舌本相连，有通经络、开神窍、清神志、立发音之功。大椎为督脉与手足三阳经之交会穴，具有调节全身诸阳经经气的作用，临床以解表退热，祛风散寒，祛邪截疟，镇静安神为用。二穴均在颈项部，一上一下，透刺用之，能通经接气，相互促进，相得益彰，其醒脑开窍，通督镇静，通络增音之力增强。

腧穴索引